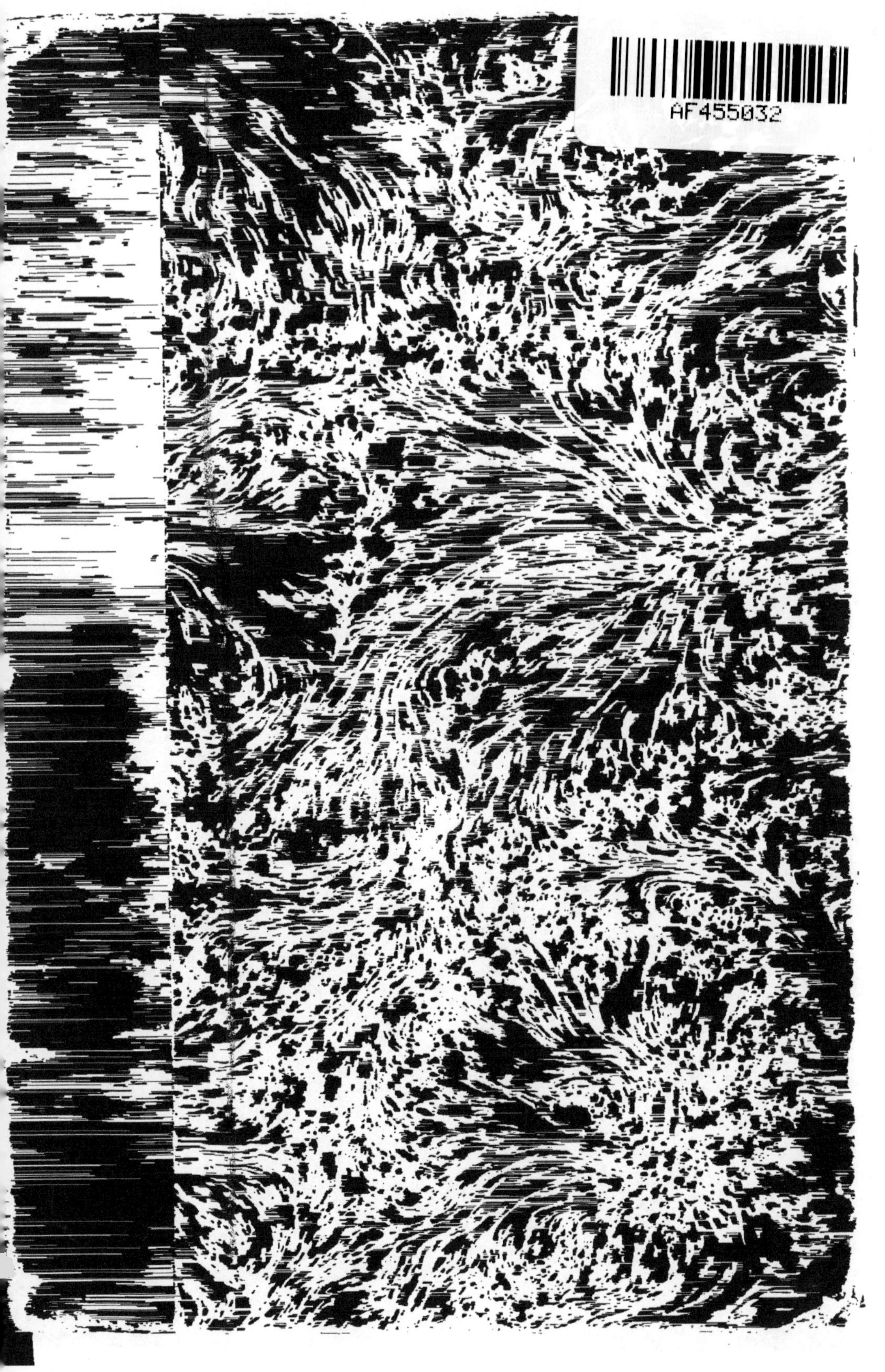
AF455032

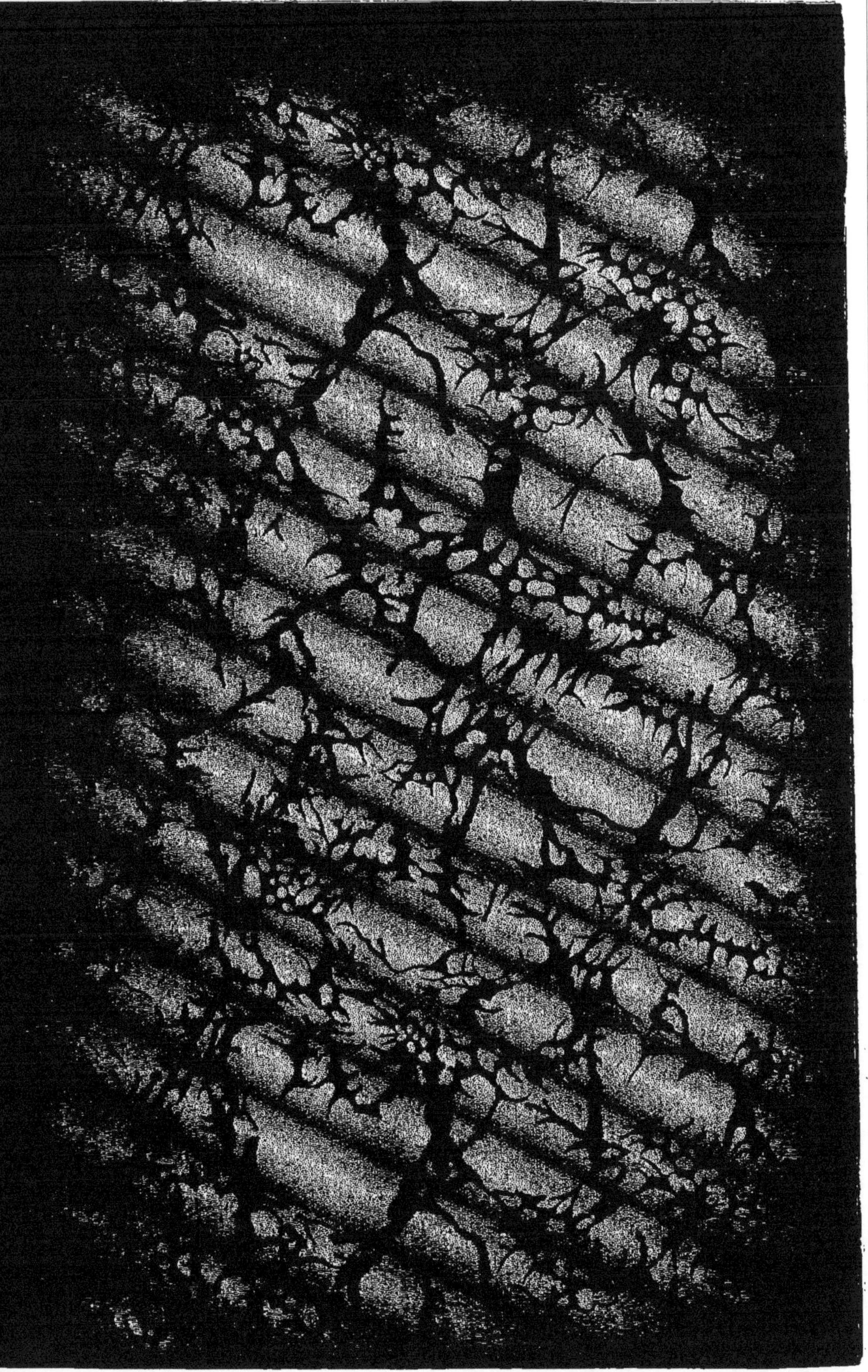

# MORPHOLOGIE MÉDICALE



## ÉTUDE DES QUATRE TYPES HUMAINS

### APPLICATIONS A LA CLINIQUE ET A LA THÉRAPEUTIQUE

PAR

A. CHAILLOU
de l'Institut Pasteur.

ET

LÉON MAC-AULIFFE
Maître de Conférences
à l'École des Hautes-Études.

Avec 132 figures dans le texte.

PARIS
OCTAVE DOIN ET FILS, ÉDITEURS
8, PLACE DE L'ODÉON, 8

1912

# MORPHOLOGIE MÉDICALE

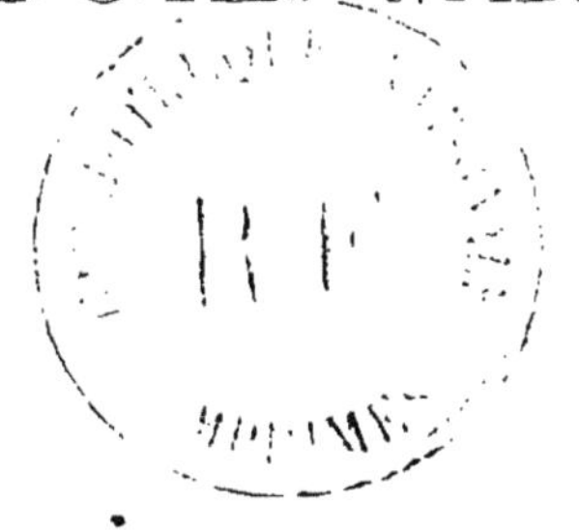

# MORPHOLOGIE MÉDICALE



## ÉTUDE DES QUATRE TYPES HUMAINS

APPLICATIONS A LA CLINIQUE ET A LA THÉRAPEUTIQUE

PAR

A. CHAILLOU
de l'Institut Pasteur.

ET

LÉON MAC-AULIFFE
Maître de Conférences
à l'École des Hautes-Études.

Avec 132 figures dans le texte.

PARIS
OCTAVE DOIN ET FILS, ÉDITEURS
8, PLACE DE L'ODÉON, 8

1912

*À SIGAUD, de Lyon.*

*Témoignage d'affection et de reconnaissance.*

# MORPHOLOGIE MÉDICALE

## ÉTUDE DES QUATRE TYPES HUMAINS

---

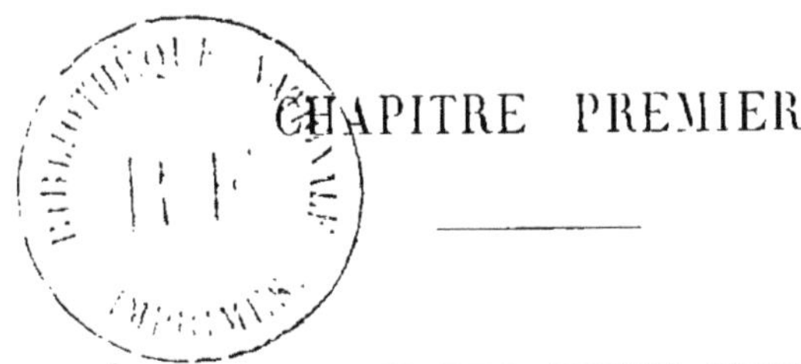

## CHAPITRE PREMIER

---

## LA DÉTERMINATION DES TYPES MORPHOLOGIQUES HUMAINS [1]. SON IMPORTANCE EN CLINIQUE.

Nous devons au lecteur des explications préalables. L'étonnement lui viendra peut-être, dès les premières lignes de cet ouvrage, de voir deux médecins, deux cliniciens surtout, s'entretenir avec lui de morphologie.

Quels rapports peuvent exister entre la *clinique* et cette

1. Nous adressons des remerciements sincères à notre Maître et ami, le Dr Sigaud, de Lyon, auquel nous dédions ce livre; à M. le professeur Paul Richer, qui longtemps avant nous a fait connaître deux de nos types, le *type thoracique* et le *type abdominal;* à M. le Dr Chervin, ancien Président de la Société d'Anthropologie de Paris, à M. A. Bertillon, chef du Service d'identité judiciaire, qui nous ont prêté, pour nos photographies, le concours de leur expérience; à M. le Dr A. Marie, Médecin en chef de l'Asile de Villejuif, qui a créé à notre intention tout un outillage de laboratoire; à Mme Arone qui nous a aidés dans l'établissement de cet ouvrage; à Mme Jeanne Bardey qui a contribué si heureusement à son illustration; à M. le Dr Thooris, Médecin-Major de 1re classe, chef des Travaux de Psychologie pathologique à l'École des Hautes-Études.

science nouvelle la *Morphologie humaine*. Quels liens les unissent l'une à l'autre?

Pour justifier cette association qui paraît étrange, *a priori*, il nous suffira de raconter à grands traits l'évolution intellectuelle du distingué clinicien français qui doit être considéré comme le promoteur de nos études, nous voulons parler de Sigaud, de Lyon.

Il y a quelque vingt ans, notre ami essayait de s'assimiler les formules scientifiques qui étaient alors admises pour expliquer les phénomènes de la digestion.

Dès ses premières tentatives, il fut bientôt arrêté; en prenant pour point de départ de ses travaux les données de la chimie, en y ajoutant celles de la séméiologie, au cours d'une observation prolongée, il lui fut manifeste, dans l'espace de peu de temps, qu'aucune précision ne pouvait être apportée à l'étude des phénomènes qu'il se proposait d'observer.

Sigaud chercha une nouvelle méthode analytique et, c'est un fait bien connu des médecins, qu'il la trouva grâce à des procédés plus simples, tirés de la pratique journalière.

Il se mit à inspecter l'abdomen *systématiquement* dans les diverses attitudes, aux différents âges, dans les deux sexes, au cours des évolutions morbides, etc.

Il appliqua la main sur les ventres de tous ses malades, en faisant varier la pression, en s'efforçant d'apprécier la consistance générale de l'abdomen, la consistance particulière des segments du tube digestif, la mobilité des viscères, etc.

Enfin il percuta patiemment et longuement toute la surface abdominale, cherchant à se représenter, *en faisant appel aux lois de l'acoustique*, les qualités vibratiles des tuniques des viscères creux qu'il avait sous les doigts.

Après avoir accumulé des observations pendant plus de dix ans, il devint capable, à l'égard de chaque malade, de grouper, en examinant l'abdomen, un certain nombre de données très faciles à mettre en évidence et possédant des caractères précis et hiérarchisés. Ainsi se trouva créé un procédé clinique auquel convenait la dénomination d'*Exploration Externe du Tube Digestif*.

Chemin faisant, deux ordres de faits s'étaient dégagés :

1° Toutes les observations tirées soit de l'examen particulier des diverses parties du côlon, soit de l'examen général de l'abdomen, pouvaient se résumer *en des différenciations de formes*.

2° Les résultats obtenus par l'hygiène alimentaire seule, dérivant des renseignements fournis par l'*Exploration Externe*, étaient, les uns favorables, les autres nuls ou funestes.

En effet, ce dernier procédé pratiqué méthodiquement nous révèle deux aspects principaux des segments du côlon : tantôt nous trouvons un cæcum gonflé, *en ampoule*, et un côlon transverse et descendant en sténose filiforme et dure, d'une dureté variable, — tantôt le cæcum forme *un boudin* plus ou moins distinct, tandis que le côlon transverse et le côlon descendant, arrondis, de calibre peu différent du cæcum, sont d'une mollesse plus ou moins marquée.

Dans le premier cas, il y a opposition en quelque sorte entre l'ampoule cæcale et le côlon sténosé en « *tuyau de pipe* », dans le second, le calibre du cæcum et celui du côlon tendent à l'uniformité.

Ces formes faciles à saisir traduisent des états fonctionnels différents : dans le premier cas, nous constatons des selles de petit volume et fragmentées, dans le second des selles de gros volume, mollasses et dont la terminaison est souvent diarrhéique.

L'Exploration Externe nous montre encore chez le même individu, par exemple au cours d'états fonctionnels en évolution, l'ampoule cæcale revenir sur elle-même peu à peu, la sténose du côlon descendant diminuer et, parallèlement, les selles prendre une plus grande longueur ainsi qu'un plus grand volume.

De plus, le tube digestif se modifiant d'une façon incessante (suivant l'influence des autres appareils de l'organisme, suivant son évolution propre, c'est-à-dire son âge, son degré d'usure, suivant les agents thérapeutiques mis en œuvre) manifeste ses divers états fonctionnels par différents aspects morphologiques que l'Exploration Externe permet d'enregistrer et sur lesquels il nous est impossible de nous étendre ici[1].

Ces observations d'ordre très général peuvent s'appliquer à la forme de l'abdomen considérée dans son ensemble : chez l'un, l'abdomen est plat et reste plat, quelle que soit la thérapeutique employée; chez l'autre, l'abdomen est arrondi, globuleux et garde cet aspect d'une façon prolongée.

Dans un cas, l'abdomen s'excave passagèrement pour reprendre sa forme avec le retour à l'équilibre; dans un autre, un ballonnement considérable rend notoire un paroxysme morbide, etc., etc.

En définitif, la notion de *forme* préside tous ces symp-

1. Voir : A. CHAILLOU et L. MAC-AULIFFE, *Précis d'Exploration Externe du Tube Digestif*. Paris, Maloine, 1903.

tômes cliniques; — bien plus, la forme du tube digestif est inséparable du fonctionnement de ses diverses parties. Ce rapport de la forme à la fonction devenait une réalité d'une netteté saisissante.

Mais Sigaud avait encore observé un autre ensemble de faits curieux, en particulier des résultats thérapeutiques absolument différents les uns des autres avec un état anatomique identique, du moins en apparence.

Il s'aperçut bientôt que les malades chez lesquels la diététique alimentaire était d'une efficacité particulière, présentaient à la fois une ampleur remarquable de la région abdominale et de très nombreuses variations soit dans la forme et la consistance des segments du côlon, soit dans la vibratilité des tuniques des viscères digestifs creux qu'il percutait. Il fit de ces malades une première catégorie qu'il appela *les abdominaux*.

Au contraire, les malades chez lesquels une diététique alimentaire, aussi motivée que possible, restait sans effets ou entraînait même des désastres, étaient privés à la fois et de l'ampleur de la région abdominale et de la richesse symptomatique notée plus haut. Chez ces malades, d'autres faits morphologiques s'imposaient à l'attention, soit du côté du thorax, soit du côté des membres, soit du côté de la tête.

Une première donnée positive, très sûre et très pratique, était ainsi obtenue, à savoir que la morphologie abdominale n'est qu'une manifestation de la morphologie totale de l'individu.

D'où cette notion plus générale que la forme individuelle traduit toujours la puissance de réaction fonctionnelle de l'individu, ou mieux que forme et fonction sont toujours deux phénomènes corrélatifs, aussi bien lorsque l'on considère l'organisme dans son ensemble que lorsqu'on envisage un appareil organique isolé.

En résumé, l'Exploration Externe du Tube Digestif lui avait permis de dégager le sens général de la *forme*, les rapports de celle-ci au fonctionnement, enfin la diversité des formes abdominales individuelles et l'*existence de types humains nettement différenciés*.

La morphologie apparaissait à Sigaud comme une étude de faits positifs qu'il ne pouvait plus négliger et qu'il s'appliqua à rechercher non seulement dans l'abdomen, mais dans l'ensemble de l'organisme.

C'est en passant par ces diverses étapes (sommairement résumées) qu'il conçut l'idée d'une *morphologie clinique*.

## Morphologie humaine et milieux cosmiques.

La *Morphologie générale* peut se définir la connaissance des formes cosmiques et de leurs relations, c'est-à-dire de leurs actions et réactions réciproques.

La *morphologie humaine* est la connaissance de la forme humaine et de ses relations avec l'ensemble des formes cosmiques. Connaître la forme humaine, connaître les formes cosmiques, c'est en fait connaître toute la biologie, en ce qui concerne l'homme, car c'est au contact de ces dernières que s'ébauche et se moule l'être humain.

Cet ouvrage ayant pour objet l'étude de la forme humaine, il nous est impossible de ne pas parler des formes cosmiques dont les formes humaines ne sont que le reflet.

Mais, en vérité, il n'est pas de notre compétence de faire une étude approfondie des formes cosmiques, d'ailleurs innombrables et infiniment variées. Contentons-nous d'observer que toutes peuvent se ramener à trois : la forme gazeuse, la forme liquide et la forme solide.

Nous n'ignorons pas ce que cette division peut avoir d'artificiel, ni les remaniements que lui impose chacun de nos progrès scientifiques. Toutefois, elle évoque à notre esprit des images connues, familières, et c'est l'essentiel pour l'étude qui nous occupe.

Parmi les gaz, le plus intéressant pour l'homme, est ce mélange qui constitue l'*air atmosphérique*, mélange d'une composition à peu près fixe, mais essentiellement variable dans son humidité, sa température, son ozonisation, sa pureté, surtout ses modes de circulation. Tous, nous savons différencier l'air des hauts sommets battu par les vents et soumis à de faibles pressions, et celui des vallées profondes, — l'air qui fouette les plateaux et les baigne de courants vifs et saccadés et l'air des plaines soumis à des variations parfois plus importantes, mais moins brusques, — l'air des grandes villes riche en poussières et en résidus de la combustion et celui des petits bourgs, etc.

Parmi les liquides, c'est l'*eau* que nous connaissons et recherchons avant tout autre, soit comme boisson, soit comme dissolvant de nos aliments; c'est à l'eau que nous rapportons tous les liquides.

Enfin la *terre* est le prototype des solides, soit que nous la considérions dans ses éléments constitutifs propres (roches, etc.), soit que nous envisagions ses émanations végétales et animales.

Cette division englobe *toutes* les formes cosmiques y

compris la forme humaine. Mais nous devons étudier celle-ci isolément pour la double raison qu'elle fait dans cet ouvrage l'objet d'une analyse proprement technique, et qu'elle est à nos yeux le point central, vers lequel convergent toutes les autres formes cosmiques, celles-ci ne nous intéressant et ne pouvant être connues à l'aide de nos procédés que dans leurs relations avec la forme humaine.

Connaître intégralement les relations de cette dernière, avec les formes cosmiques ambiantes, c'est, nous le répétons encore, connaître toute la physiologie. C'est pénétrer les phénomènes les plus profonds et les plus intimes de l'économie.

Notre but actuel, très simple et très modeste, est de déterminer le mode suivant lequel notre organisme *prend contact* avec les éléments naturels qui l'entourent.

Ce contact avec le milieu ambiant a marqué la première réaction spontanée de notre organisme et reste, au cours de notre vie, le premier anneau de la chaîne des phénomènes physiologiques qui se déroulent ensuite au sein de l'économie.

Dire que l'homme prend contact avec les formes qui l'entourent équivaut simplement à constater la *continuité* de la matière cosmique dont l'homme est une parcelle.

Puisque le corps humain *se continue* avec le milieu dans lequel il est plongé, nous devons déterminer, délimiter les *surfaces* par lesquelles se fait cette continuité.

Or, nous trouvons quatre surfaces de contact :

*a*) La *surface respiratoire* (appareil broncho-pulmonaire et ses annexes nasales) qui assure le contact avec l'air atmosphérique;

*b*) La *surface digestive* (appareil gastro-intestinal, bouche et dépendances) qui assure le contact avec une catégorie spéciale de produits liquides ou telluriens, les *aliments;*

*c*) La *surface musculo-cutanée* (appareil sensitivo-moteur ou locomoteur) qui assure le contact avec l'ensemble des productions terrestres et qui, en mobilisant notre corps et les objets environnants, élargit ce contact dans une mesure illimitée;

*d*) Enfin la *surface cérébrale* (appareil cérébral) qui, essentiellement, assure le contact avec le son et la lumière, reflète en images mentales tous les contacts de l'ambiance et *groupe* les images suivant ses qualités propres, pour obtenir d'autres mouvements.

Ces quatre surfaces distinctes par lesquelles l'organisme humain *se continue* avec l'ambiance cosmique, constituent des zones-limites, qui séparent le *moi* du *non-moi*, pour employer le langage psychologique. Et le médecin qui rapporte tout à l'être humain, entrevoit immédiatement une division correspondante des divers éléments qui composent le *milieu ambiant cosmique;* d'où quatre milieux distincts, simples composants de ce dernier :

Le milieu respiratoire,
— digestif,
— musculaire,
— cérébral.

Mais poussons plus loin notre analyse.

Si l'organisme *se continue* avec la matière cosmique par une surface qui se segmente en quatre zones distinctes, il est évident, par la nature même des choses, que ces zones sont d'*inégale importance.*

Nous connaissons déjà un type à zone digestive prépondérante. Il est facile de déterminer sommairement d'autres types d'individus chez lesquels cette zone digestive s'efface en quelque sorte pour céder la place à la zone respiratoire ou à la zone musculaire, etc. Et de cette constatation ressort une notion capitale, la notion d'asymétrie, asymétrie dans la forme du corps humain, asymétrie dans la répartition des formes cosmiques en tant que milieux de contact pour notre organisme.

Afin d'avoir une idée de cette asymétrie, il suffit de faire par la pensée une revision rapide des quatre milieux fondamentaux ci-dessus énumérés, en les considérant successivement dans la grande ville, dans la campagne, dans un pays de montagne et dans une plaine, dans une région fertile et sur une terre rocheuse, stérile, etc., etc.

Et l'être humain apparaît, même à un observateur rapide et superficiel, avec une asymétrie constitutionnelle aussi variée que celle des milieux où il évolue.

En outre, par l'inégale répartition de l'homme à la surface de la terre se crée un milieu spécial, le *milieu social*, dû à la réunion nombreuse des formes humaines sur certains points et à leur rareté sur d'autres.

En résumé, asymétrie dans les zones de contact du corps humain, asymétrie dans la répartition des formes cosmiques et humaines à la surface du globe, telle est une première notion fondamentale de la morphologie médicale.

Mais asymétrie ne veut pas dire désordre, séparation *irrégulière* des différentes parties qui constituent l'ensemble de l'organisme. L'observation nous permet de classer, de hiérarchiser aussi bien les zones de contact du corps humain que les éléments cosmiques ambiants, — en un mot, il est possible de déterminer les *prédominances morphologiques*.

C'est cette détermination qu'entreprit Sigaud et c'est elle qui lui révéla l'existence des quatre principaux types humains, dont nous ne donnerons dans cette introduction qu'une description rapide. Dans ce but, nous devons examiner : 1° la tête; 2° le tronc; 3° les membres.

*a*) La partie faciale de la *tête* doit, pour être étudiée dans ses rapports avec l'ensemble de l'organisme, être inscrite par la pensée dans un rectangle à grand axe vertical, qui aurait pour limite supérieure une ligne passant par la racine des cheveux, pour limite inférieure une ligne tangente à la partie inférieure de la mandibule et pour limites latérales des lignes effleurant la partie postérieure des arcades zygomatiques.

Si dans le quadrilatère ainsi tracé, on fait passer (fig. 1) des plans horizontaux, l'un par la racine, l'autre par la base du nez, la face se trouve divisée en trois parties ou étages différents.

L'étage supérieur ou *cérébral* est occupé tout entier par le frontal : il répond aux lobes antérieurs du cerveau.

L'étage moyen ou *respiratoire* comprend le nez et les maxillaires supérieurs; il renferme les cavités nasales et leurs prolongements, les sinus maxillaires. Cet étage est en quelque sorte le vestibule de l'appareil respiratoire.

Enfin, l'étage inférieur ou *digestif* est constitué par le bord alvéolaire des maxillaires supérieurs et le maxillaire inférieur : il renferme la bouche, vestibule de l'appareil digestif.

*b*) L'examen du *tronc* ne comporte aucune indication

préalable. Les dimensions respectives de ses composants, le thorax et l'abdomen subissent d'un type à l'autre des variations très faciles à discerner.

c) De même les dimensions des *membres* varient dans de grandes proportions suivant les différents types.

La *prédominance respiratoire* se manifeste par le grand

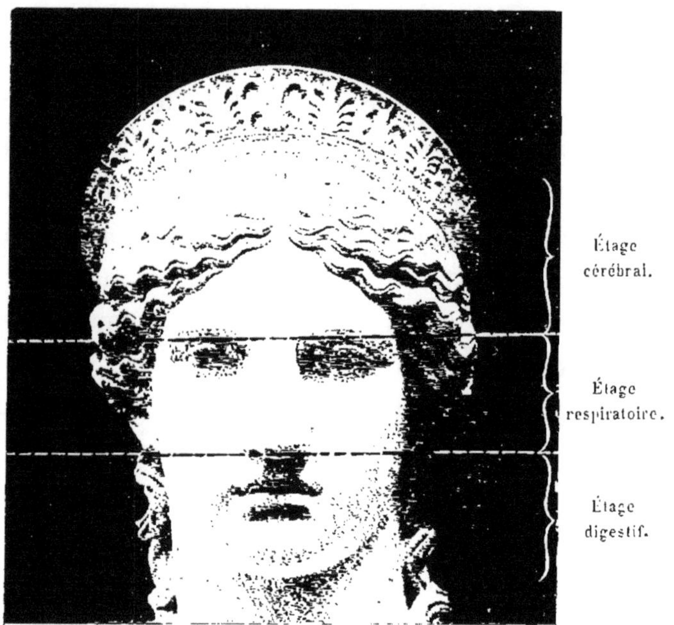


FIG. 1. — LES TROIS ÉTAGES DE LA FACE.

développement de la cage thoracique— au niveau de la face par celui de l'étage respiratoire (fig. 2, 3 et 4).

La *prédominance digestive* est caractérisée par une région abdominale prépondérante, — au niveau de la face, par l'importance de l'étage digestif (fig. 5, 6, 7).

La *prédominance musculaire* est caractérisée par le grand développement des membres, — au niveau de la

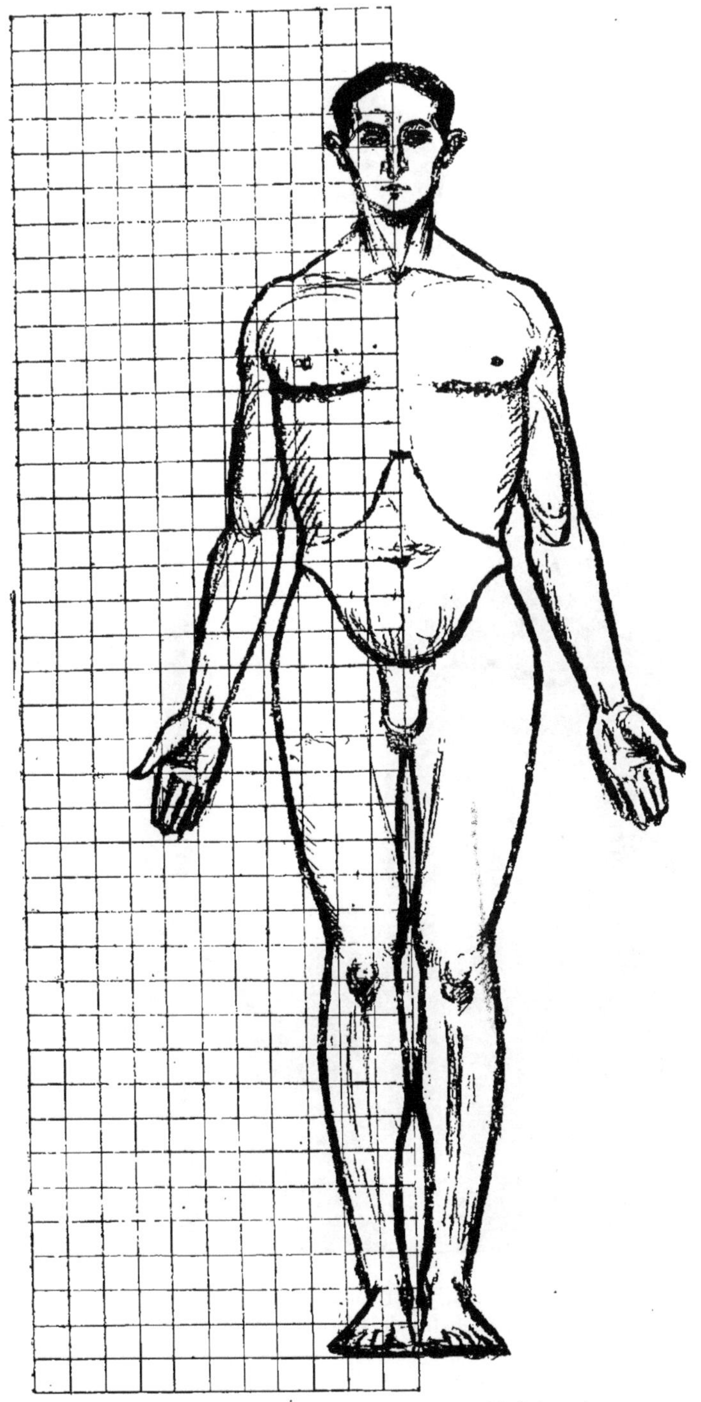

FIG. 2. — TYPE RESPIRATOIRE. (Schéma.)

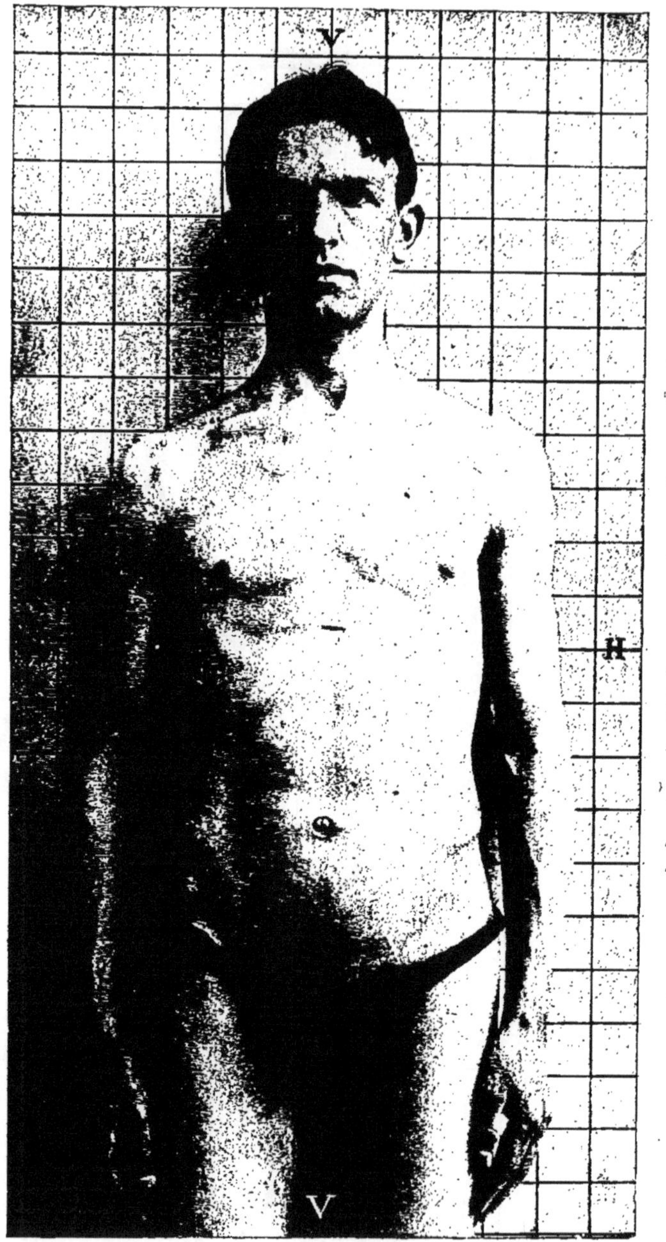


Fig. 3. — Type Respiratoire.

G. R..., 21 ans, Parisien fils de Champenois et de Bourguignonne, issu de plusieurs générations d'agriculteurs. (*Photographie stéréométrique à 1/7.*) Remarquer les grandes dimensions du thorax.

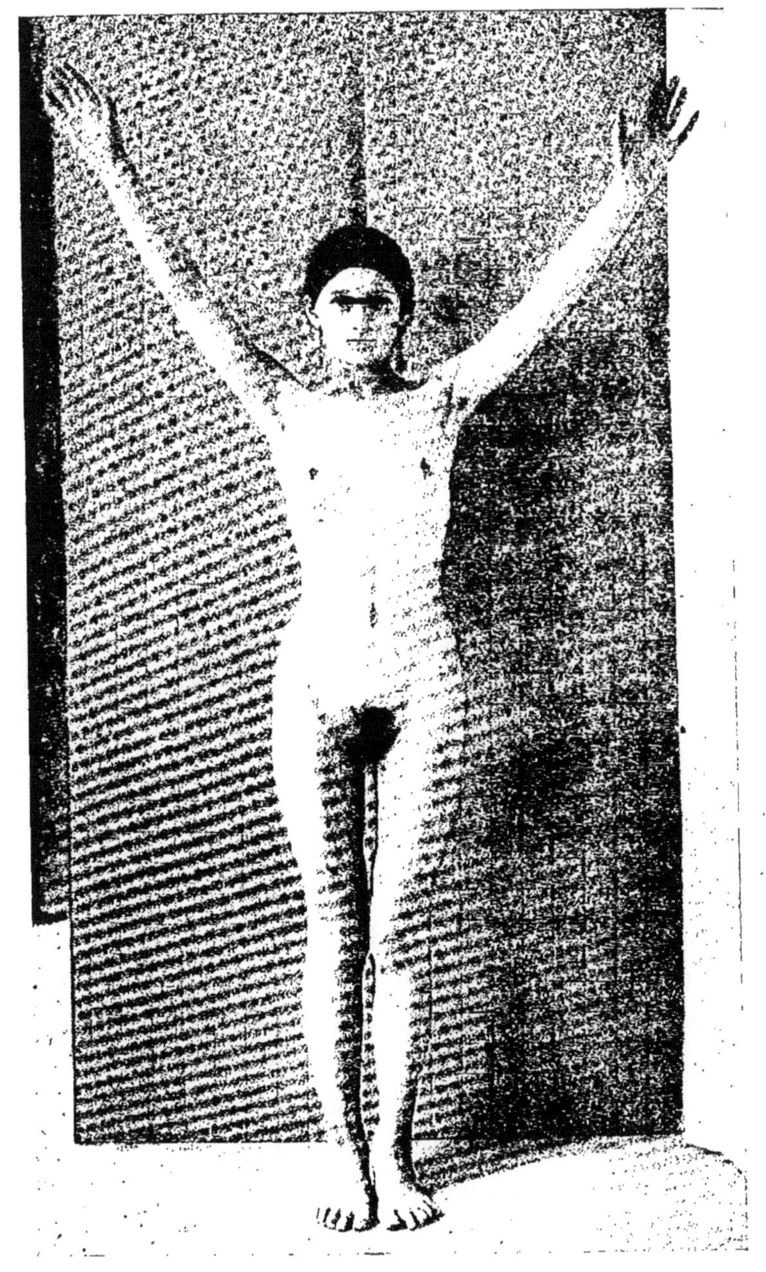

Fig. 4. — Type Respiratoire.

P. G..., 17 ans, née à Mantes, modèle. Même sujet que fig. 45, 46 et 47. (*Photographie stéréométrique à 1/10 réduite à une hauteur de* 0 *m.* 16.) Les fausses côtes viennent effleurer les crêtes iliaques.

face par une égalité des étages cérébral, respiratoire et digestif. Le tronc rectangulaire, comprend un thorax et un abdomen d'égales dimensions (fig. 8, 9 et 10).

La *prédominance cérébrale* se manifeste par un développement crânien considérable, rendu perceptible au niveau de la face par les grandes proportions du front; — le corps est réduit (fig. 11, 12 et 13).

Pour comprendre l'apparition de ces quatre types nettement différenciés, *l'élément hérédité étant supposé fixe,* il est nécessaire d'avoir présente à l'esprit la corrélation qui unit l'être humain au milieu dans lequel il vit : à un milieu nettement prédominant dans ses éléments constitutifs, correspond un être humain nettement prédominant dans ses zones de contact avec le milieu; ce qui revient à dire que la prépondérance du milieu est corrélative de la prépondérance des appareils organiques, ou, en d'autres termes, que la forme humaine est d'autant plus différenciée qu'elle s'adapte mieux au milieu qui l'environne.

La forme humaine typique suppose un milieu également typique auquel elle s'adapte. L'adaptation est dénoncée par la morphologie, et c'est là encore une donnée de premier ordre dont il est facile de saisir la portée pratique.

« Supposons, dit Sigaud, un enfant de vie errante, sans fixité d'habitation, ballotté du Nord au Midi, de la montagne à la plaine, des sommets où l'air se raréfie aux vallées profondes où l'air reste lourd. Les variations prédominantes dans l'ambiance cosmique seront évidemment celles de l'air atmosphérique. Que va-t-il en résulter pour la formation de notre type individuel? Une prolifération plus active des éléments respiratoires et la formation d'un appareil broncho-pulmonaire qui, peu à peu, avec la crois-

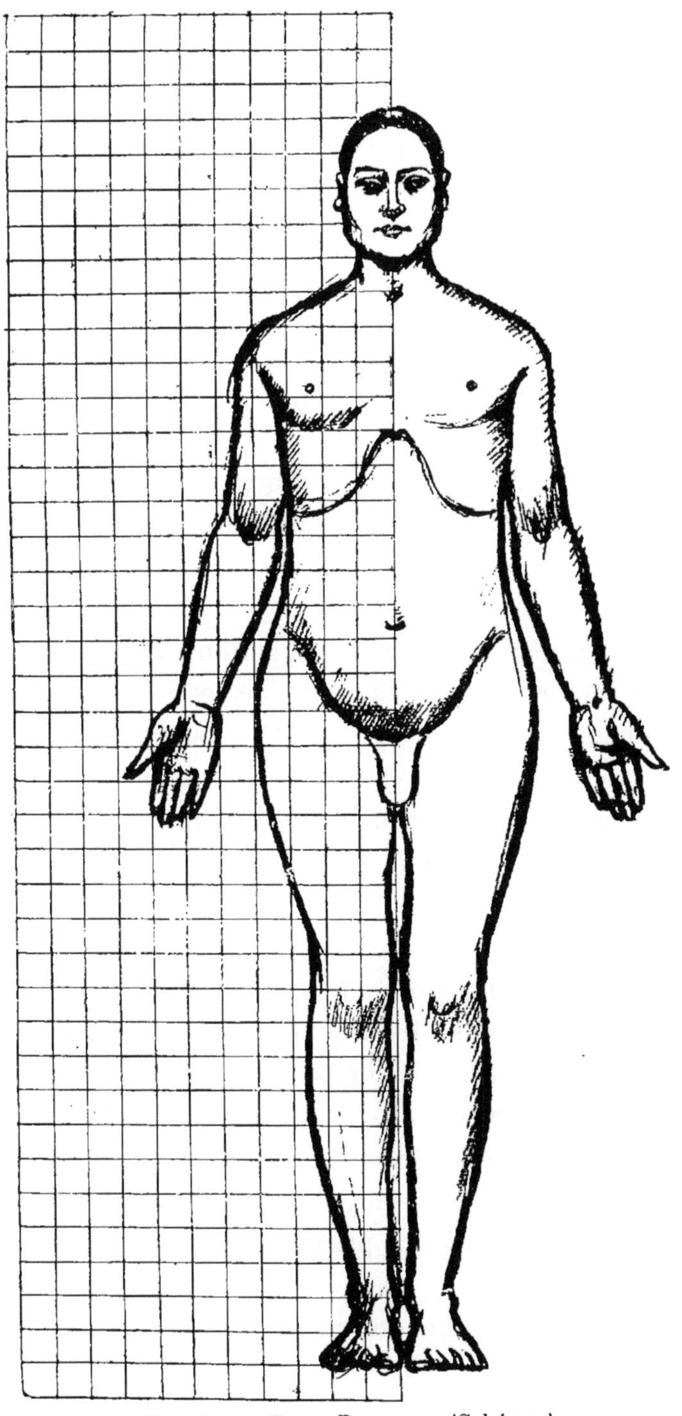

Fig. 5. — Type Digestif. (Schéma.)

sance, va s'affirmer prépondérant sur tous les autres appareils au double point de vue de la forme et de la fonction. Et cette prépondérance respiratoire acquise va se transmettre héréditairement et s'accuser davantage avec les générations qui vont suivre, pourvu que les conditions de l'ambiance restent sensiblement les mêmes, c'est-à-dire caractérisées surtout par la variété et la richesse des excitations atmosphériques[1] » (fig. 2, 3, 4).

La richesse du milieu alimentaire provoque au contraire une prédominance de l'appareil digestif qui se perpétue de génération en génération, pourvu que l'action du milieu persiste.

« Supposons, dit Sigaud, un enfant grandissant dans une de ces régions fertiles dont tous les produits végétaux et animaux sont doués de qualités nutritives exceptionnelles. Ce sont alors les éléments anatomiques destinés à la formation de l'appareil digestif qui vont prendre un essor de prolifération prépondérant et créer une région abdominale d'une ampleur et d'une rondeur remarquables. La formation terminée, nous avons un nouveau type individuel, le Type Digestif »[1] (fig. 5, 6, 7).

Chez un enfant se développant dans un milieu isolé, sur une terre stérile, loin de toute agglomération humaine et des ressources qu'offre la société, l'effort musculaire sera « le stimulant nécessaire et primordial de toute l'économie, effort pour remuer la terre, effort pour ramasser les récoltes, effort pour prendre contact avec le milieu social, etc...

En outre des vêtements rudimentaires, insuffisamment

1. *Traité clinique de la Digestion.* Paris, Doin, tome I et II, 1900 et 1908.

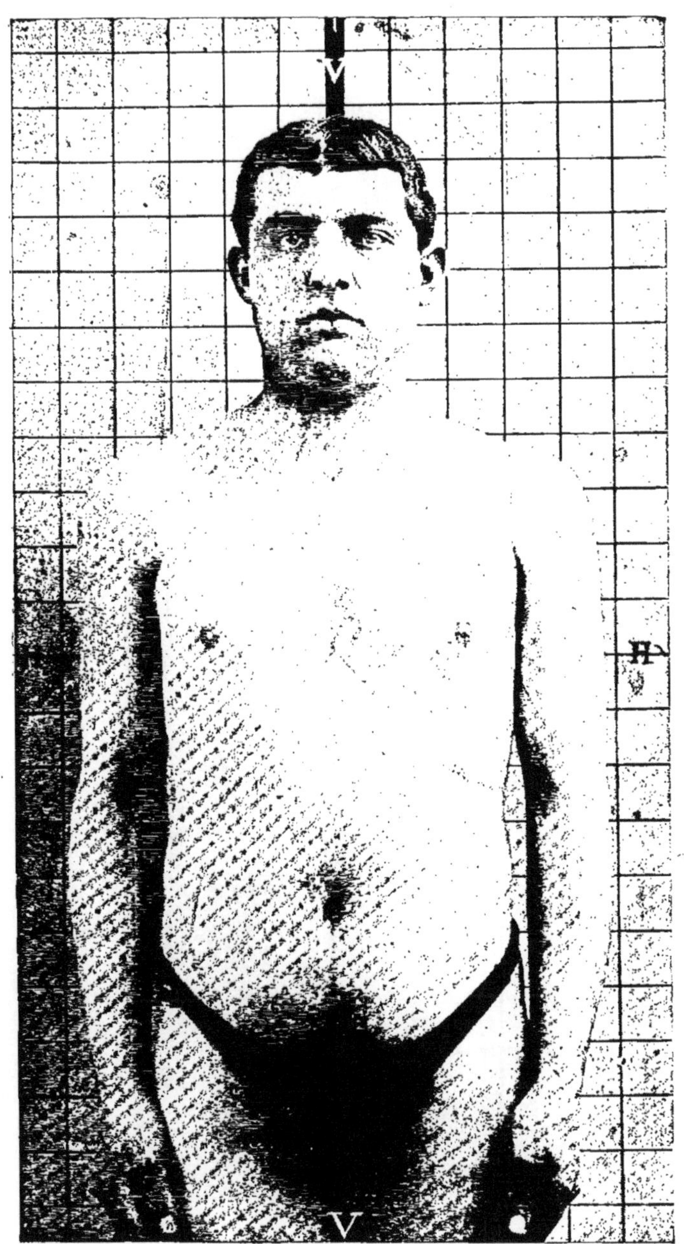

FIG. 6. — TYPE DIGESTIF.

X..., 23 ans, originaire de la Beauce, soldat au 104e régiment d'infanterie. (*Photographie stéréométrique à 1/7.*) Remarquer les grandes dimensions de l'abdomen et de l'étage mandibulaire.

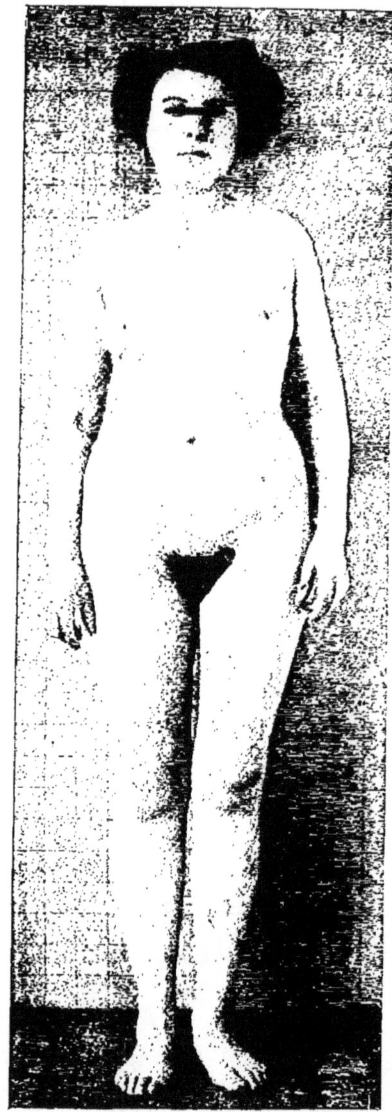

FIG. 7. — TYPE DIGESTIF.

M..., 28 ans, Lorraine d'origine allemande. (*Photographie stéréométrique à 1/10, réduite à la hauteur de* 0 *m.* 15.) Étudier l'aspect de la face, très caractérisée; noter le thorax court, le ventre large et haut, l'habitus arrondi.

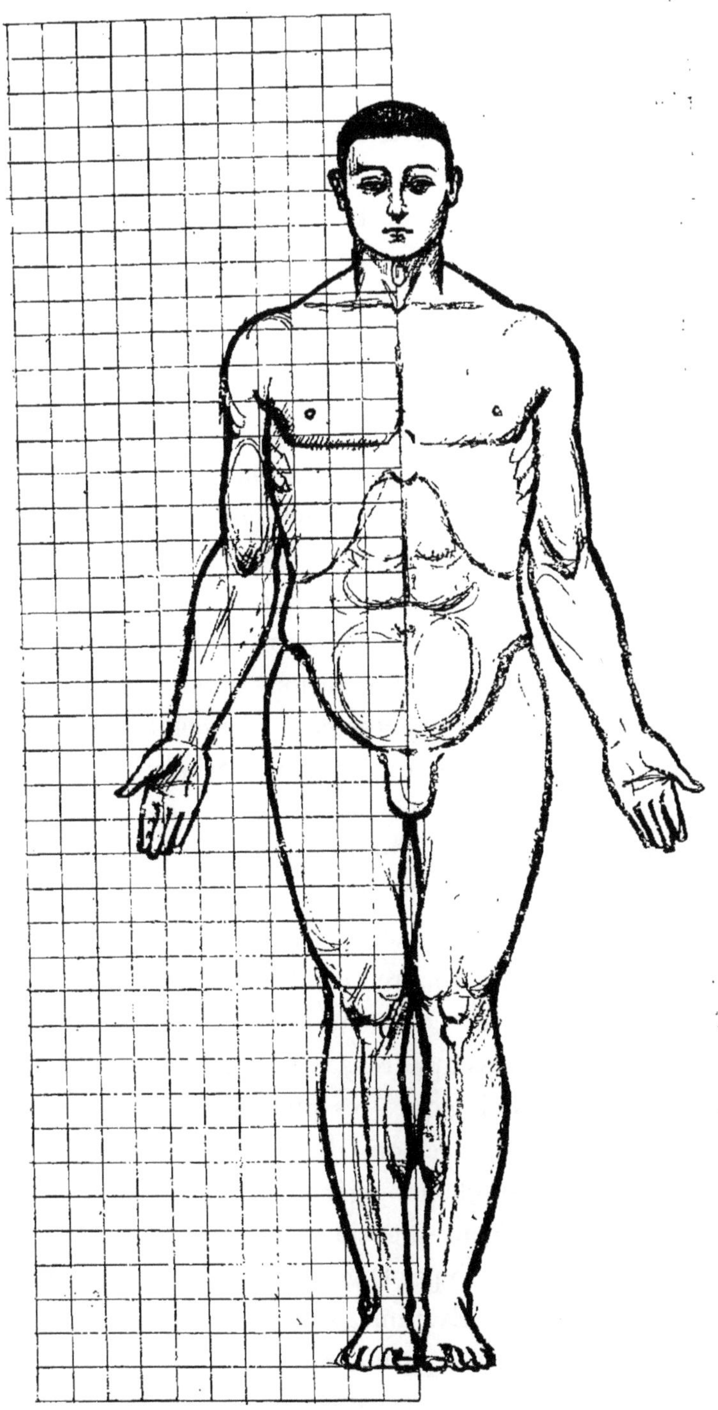

Fig. 8. — Type Musculaire. (Schéma.)

protecteurs, vont permettre à la surface cutanée de subir toutes les excitations du climat, alternativement chaudes et froides, rudes et douces, sèches et humides. Sous l'aiguillon prédominant de ces excitations de même nature, la prolifération de croissance affecte surtout le groupe des éléments musculaires; le développement des leviers osseux et des muscles qui les actionnent prend le pas sur celui des autres régions de l'économie, et quand la formation est achevée, nous nous trouvons en face d'un troisième type individuel défini, le Type Musculaire » (fig. 8, 9, 10).

La formation du quatrième type correspond à des conditions d'ambiance tout à fait différentes des précédentes : atmosphère de la ville, alimentation réduite, sédentarité, claustration dans un appartement; « précocité et variété des études, fréquentation des milieux sociaux très divers, émulation des examens et des concours dès les jeunes années ». Telles sont les conditions de milieu complexes dans lesquelles évoluent beaucoup d'enfants des grandes cités. « La suractivité des éléments aboutira, dans ce cas, à la constitution d'un appareil cérébral, dont la forme et le fonctionnement feront contraste par leur puissance avec la précarité des autres appareils » (fig. 11, 12, 13).

Les types morphologiques les plus purs se rencontrent naturellement dans les régions du globe où la population, constituant un ensemble homogène, est représentée par des individus ayant un genre de vie uniforme.

C'est ainsi que les Types Digestifs les plus caractérisés sont fournis par les Esquimaux; le Type Respiratoire se recrute principalement parmi les populations nomades d'Asie, d'Afrique et d'Amérique, telles que les Arabes,

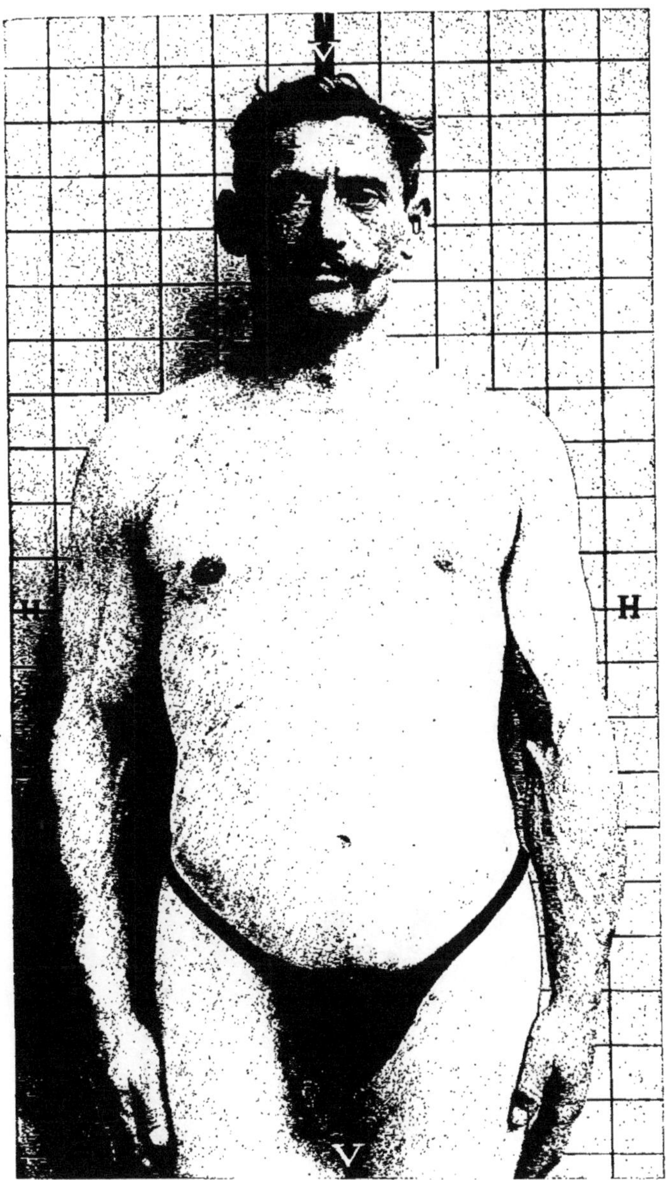


FIG. 9. — TYPE MUSCULAIRE.

M. L. de L..., 36 ans, agriculteur, originaire de la Côte-d'Or.
(*Photogragraphie stéréométrique à 1/7.*)

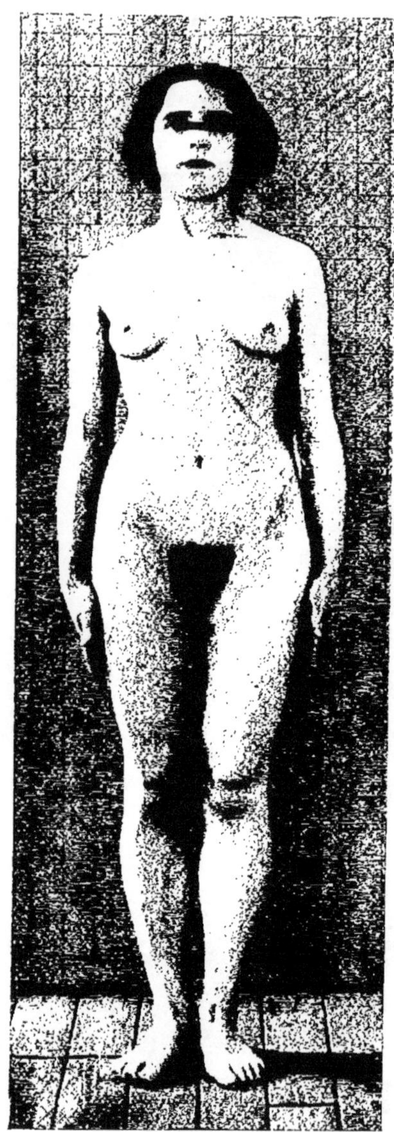

Fig. 10. — Type Musculaire.

Jeanne, 27 ans, née à Nantes, de parents nantais. (*Photographie stéréométrique à* 1/10 *réduite à la hauteur de* 0 *m.* 15). Remarquer l'aspect rectangulaire de la face, l'égalité de ses trois étages, l'harmonie des proportions du buste, les masses musculaires des membres. Même sujet que fig. 96 et 97.

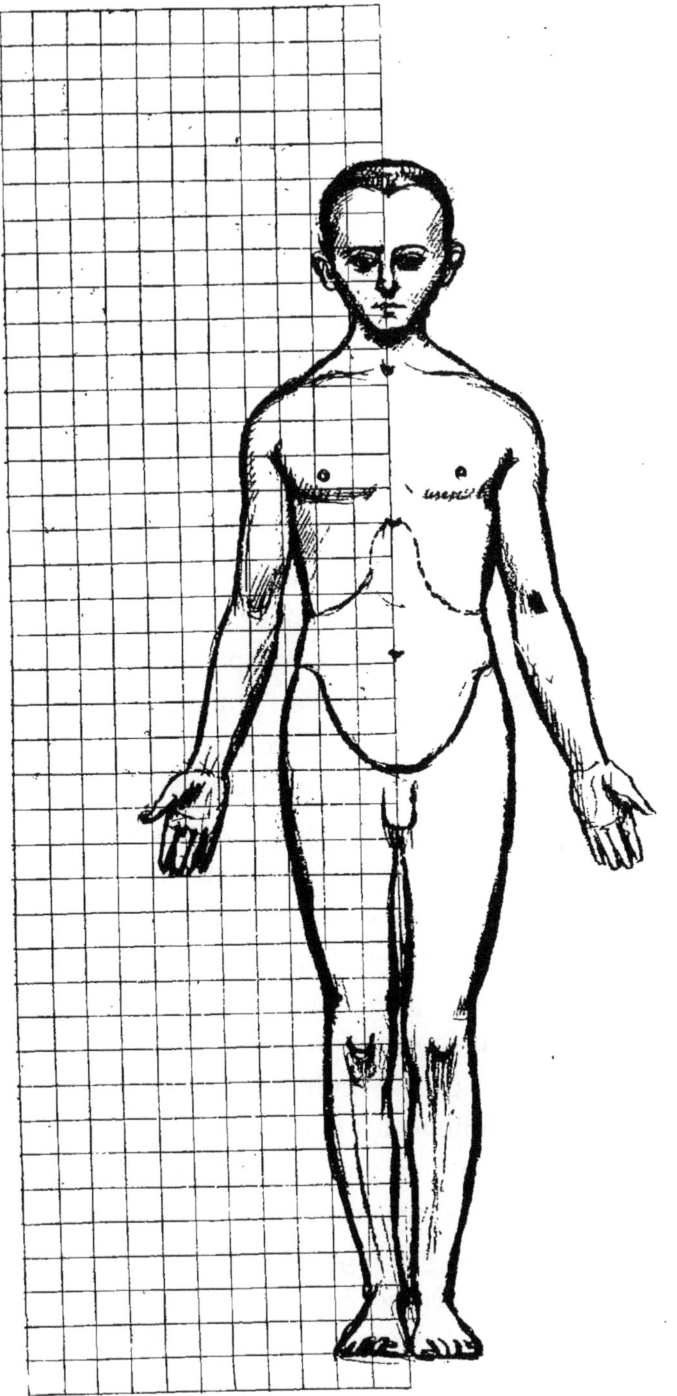

FIG. 11. — TYPE CÉRÉBRAL. (Schéma.)

les Kalmouks, certaines tribus de Peaux-Rouges, etc.; le Type Musculaire est très fréquent dans les pays agricoles, par exemple dans certaines régions de la France.

La pureté de ces trois types morphologiques dans certaines régions est prouvée par les collections des Galeries d'Anthropologie du Muséum. Quant au Type Cérébral, il est relativement moins fréquent et paraît surtout une résultante du développement de la civilisation.

En réalité, nos quatre types morphologiques purs sont autant de types d'adaptation presque intégrale au milieu cosmique, c'est-à-dire autant de types fonctionnels représentant chacun un maximum de perfection physiologique, et pour lesquels la maladie est pour ainsi dire inconnue.

Mais, à côté de ces types morphologiques nettement caractérisés, dont cet ouvrage a l'étude pour objet, que de variétés, que de types mixtes, que de formes humaines difficiles à classer! Or, ces types mixtes constituent la catégorie la plus nombreuse, celle qui exerce chaque jour la sagacité de l'observateur et qui répond aux *types morphologiques mélangés ou indécis.*

Il eût été intéressant de faire suivre la description des quatre principaux types humains de celle de ces types *mal adaptés;* mais notre but, répétons-le, très modeste, est de faire connaître au public scientifique les bases de la morphologie clinique de l'homme.

Après d'autres auteurs plus autorisés, lorsque nous aurons accumulé des documents en nombre suffisant, nous reviendrons sans doute sur ces importantes questions. Qu'il nous soit permis toutefois de faire comprendre dans quelle voie se poursuivra désormais le développement des études morphologiques de l'homme.

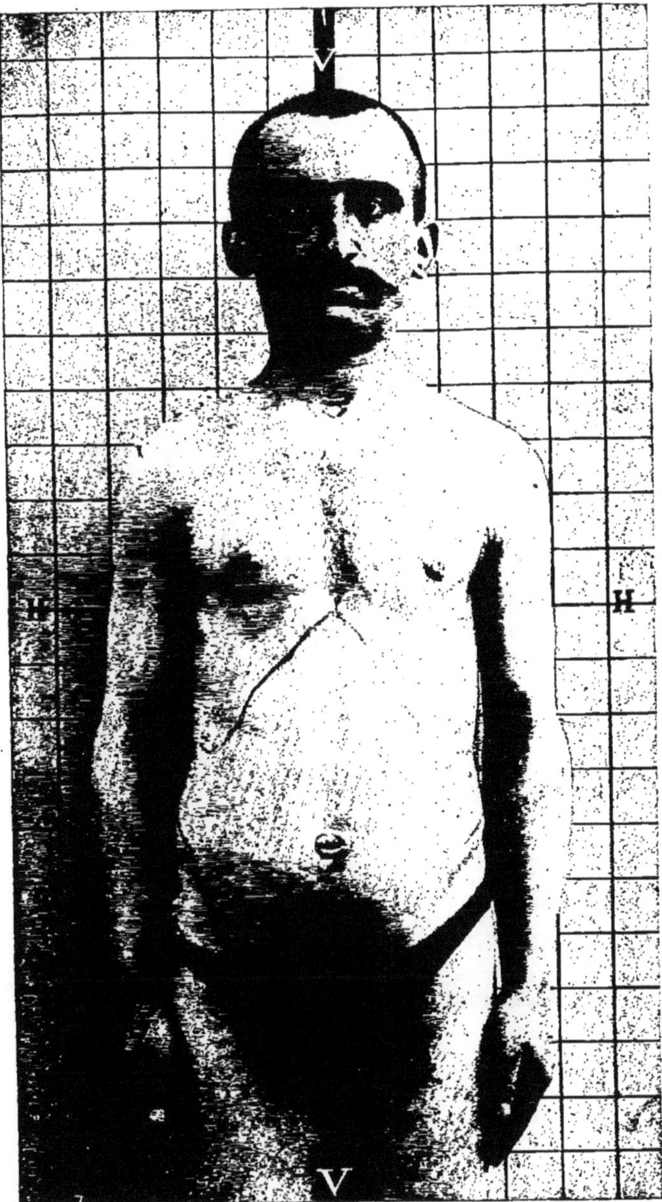


FIG. 12. — TYPE CÉRÉBRAL.

X..., 23 ans, instituteur, Orléanais, soldat au 104e régiment d'infanterie. (*Photographie stéréométrique à 1/7.*) Noter la tête volumineuse par rapport au corps grêle, la hauteur et la largeur du front.

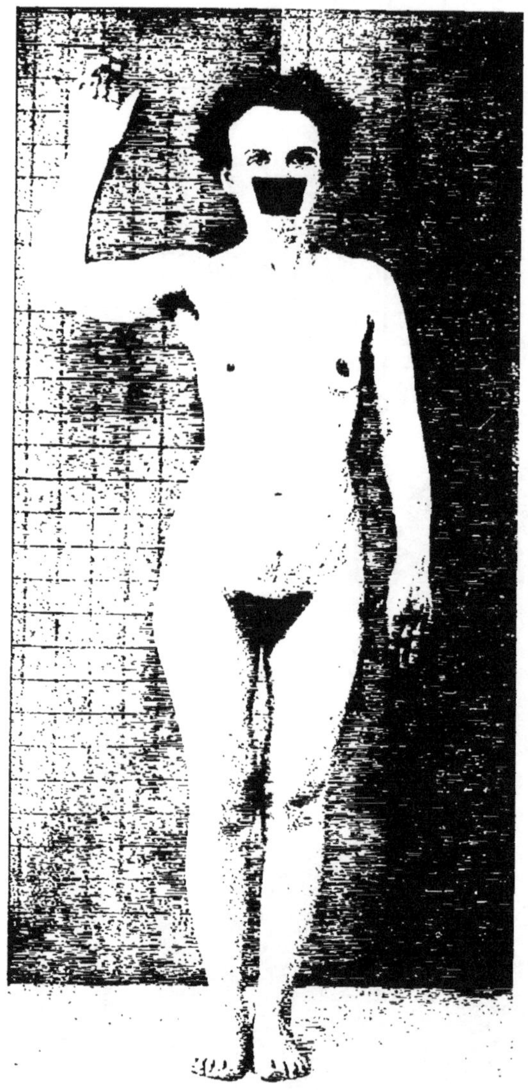

Fig. 13. — Type Cérébral.

Mme M. L..., 36 ans, Parisienne. Père de Genève. Mère de Mulhouse. (*Photographie stéréométrique à 1/10, réduite à la hauteur de 0 m. 15.*) Noter la petite taille du sujet, les segments de membres petits par rapport à la taille, la hauteur du front, le faible développement de la face, l'implantation des cheveux en pointe ou « en épi ». Même sujet que fig. 120 et 121.

Si l'on réfléchit que l'adaptation au milieu ambiant est corrélative de la hiérarchie des caractères morphologiques, il est clair que ce sera dans la catégorie des types indécis que se recruteront surtout les malades, c'est-à-dire les individus définitivement ou momentanément incapables de réactions à l'égard des excitations cosmiques.

Or, parmi ces indécis, deux catégories d'individus s'opposent l'une à l'autre : la première se distingue par une prédominance véritablement monstrueuse, éclatante, mais lorsqu'on observe dans les détails on constate une certaine imprécision morphologique. C'est par exemple chez un Cérébral à front monstrueux une face un peu rectangulaire de Musculaire, etc.[1] (fig. 14).

La seconde est remarquable par une absence de prédominances, les caractères morphologiques apparaissant en quelque sorte sur le même plan. Dans le premier cas, nous avons les types monstrueux, dans le second les types symétriques.

Il est évident que ces types, considérés par rapport au milieu cosmique, présentent des réactions inverses : les uns, les *monstrueux*, sont en contact à peu près exclusif avec un seul des milieux; les autres, les *symétriques*, sont en contact sensiblement égal avec les quatre milieux naturels. Ce sont les *monstrueux* qui nous fournissent les individus à développement précoce, en quelque sorte automatique, sans rapport avec le nombre, l'intensité et la nature des excitations ambiantes; ce sont les *symétriques* qui fournissent les individus à développement tardif, éga-

1. Dans ce cas on observe aussi fréquemment de l'irrégularité dans le développement. Étudier à ce point de vue la fig. 14 : Type Cérébral tératologique.

lement sans rapport avec les excitations du milieu extérieur.

Ces quelques données de morphologie évolutive ne sont

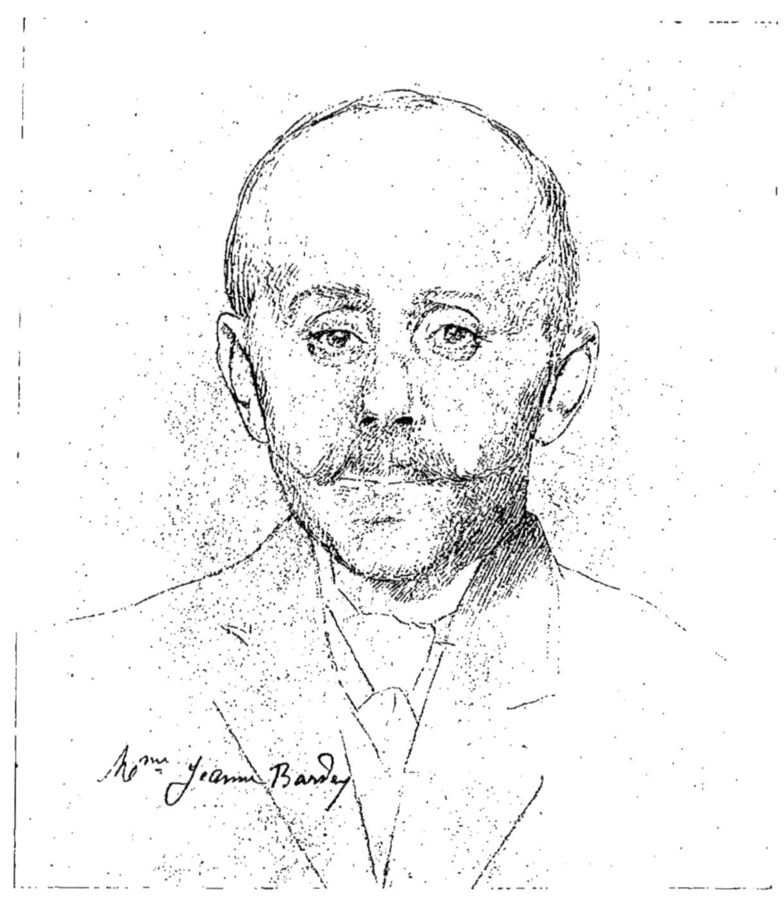

FIG. 14. — TYPE CÉRÉBRAL TÉRATOLOGIQUE.

(*Dessin de Mme Bardey fait au laboratoire de Morphologie de l'École des Hautes-Études*). Portrait de M. S..., 36 ans, d'origine serbe. L'axe horizontal de l'œil droit est situé plus bas que celui de l'œil gauche.

pas sans nous ouvrir déjà de clairs horizons sur la valeur physiologique de l'homme, abstraction faite de tout signe, de tout symptôme morbides. Que de problèmes jusque-là insolubles vont s'éclairer à la lumière de ces notions fondamentales! Mais nous ne pouvons insister, ce livre étant consacré aux rudiments morphologiques.

Cependant nous devons encore signaler un ordre de faits qui ressortissent à ce que Sigaud appelle la *morphologie de fonctionnement* (variations de forme liées au fonctionnement), par opposition avec la *morphologie de formation* qui englobe les faits qui nous occupent spécialement dans ce livre. Cette morphologie de fonctionnement ne sera point étudiée par nous; encore devons-nous laisser entrevoir son importance.

Ainsi qu'il a été indiqué plus haut, dès que l'individu tend à perdre contact avec le milieu ambiant, il évolue vers des formes ou monstrueuses ou symétriques.

C'est alors qu'à ce mode de différenciation anatomique vient se surajouter un processus physiologique de *rétraction* ou de *dilatation* qui porte sur tous les éléments anatomiques de l'organisme. De telle sorte que nous obtenons deux nouveaux types morphologiques de fonctionnement, le *type rétracté* et le *type dilaté.*

Pour les caractériser en quelques traits, nous pourrions dire : le *type rétracté* est petit, mince, vif, d'une forme qui *se précise* avec l'âge; le *type dilaté* est grand, gros, lent, d'une forme qui *s'estompe* avec les années.

Ces deux types présentent, on le conçoit, des variétés innombrables que nous révèle l'observation clinique, variétés qui répondent à autant de modes irréguliers d'adaptation de la forme humaine aux formes cosmiques ambiantes

C'est là, au fond, toute la clinique : l'estimation exacte, la connaissance précise des variations de forme du corps humain est nécessairement à l'origine de tout diagnostic de fonction.

En résumé, la morphologie de formation et la morphologie de fonctionnement viennent, chacune pour son compte, nous apporter un contingent de faits nouveaux à la lumière desquels il est possible de discerner les conditions qui président soit à la constitution anatomique, soit à l'intégrité fonctionnelle de l'organisme humain.

Nous devons maintenant entreprendre la description détaillée des quatre principaux types humains.

# CHAPITRE II

## LE TYPE RESPIRATOIRE

Aspect général du Respiratoire. — Mode évolutif de différenciation. — Répartition. — Caractéristiques morphologiques. — Caractéristiques fonctionnelles. — Sous-variétés. — Types mixtes fournis par le Type Respiratoire. — Variations sexuelles. — Coup d'œil sur l'évolution du Respiratoire.

### Aspect général du Respiratoire.

La *face* du Respiratoire correspond à la variété *en losange* de Bertillon : le front est étroit et bas; l'étage moyen facial est au contraire très développé verticalement et surtout transversalement, c'est-à-dire au niveau des pommettes ou de la partie antérieure des arcades zygomatiques; c'est dans cette dernière région que la face atteint ses dimensions maximum, les os malaires sont saillants, le nez est long ou large, l'espace interoculaire agrandi; l'étage inférieur est réduit dans sa hauteur, et souvent dans sa largeur (fig. 25 et 26).

Le *thorax* est tout à fait remarquable : il constitue à lui seul la plus grande partie du tronc et réduit à de très petites dimensions la région abdominale. En effet, la cage

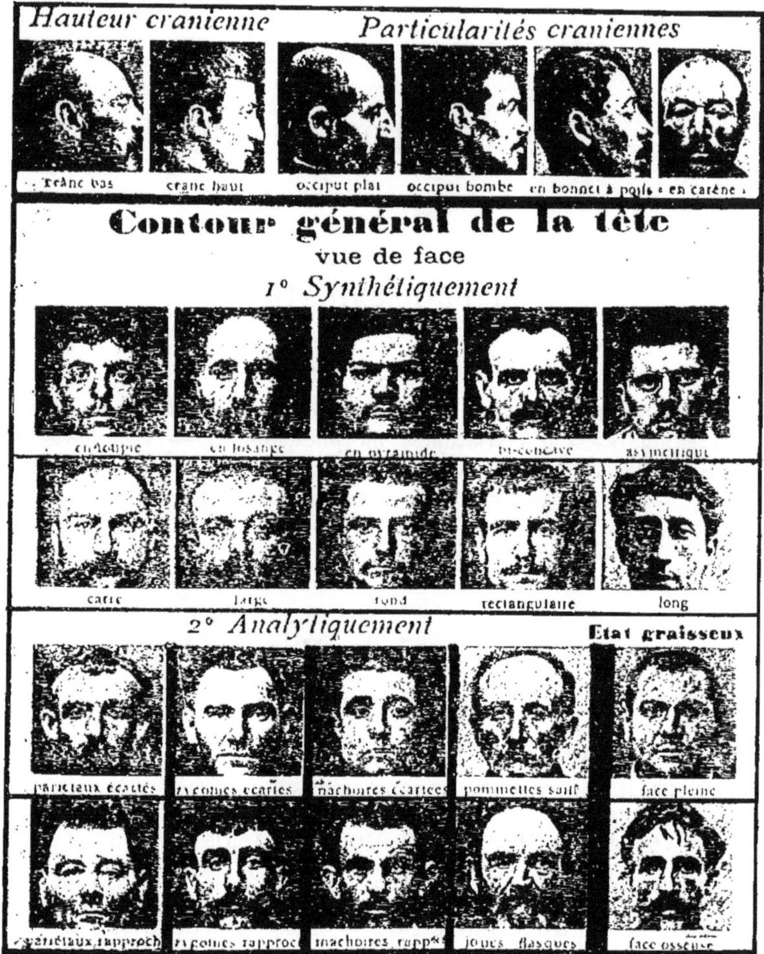


FIG. 15. — PARTICULARITÉS DE L'EXTRÉMITÉ CÉPHALIQUE.
(*Extrait d'un tableau, dit du « portrait parlé » en usage à la Préfecture de police.*) Les têtes en losange, à pariétaux rapprochés et à zygomes écartés sont des têtes de Respiratoires plus ou moins purs.

thoracique est large, mais surtout longue, et dans la station droite, les fausses côtes effleurent sur les côtés les crêtes iliaques. Le sternum, de longueur variable, est le plus souvent très long. L'angle *xiphoïdien* de Charpy, formé par la rencontre des côtes et du sternum au niveau de l'appendice xiphoïde, est souvent très aigu (fig. 33 et 37).

Chez certains individus, les dernières côtes ne descendent pas jusqu'au bassin. Dans ce cas, les dimensions réduites de l'abdomen donnent une « fine taille » qui constitue une sorte de déformation du tronc. Les membres, qui ne sont ni arrondis ni musclés, sont généralement assez longs.

## Mode évolutif de différenciation.

Comme le Type Digestif et pour des raisons que nous fournissons plus loin (chapitre VI), ce type se différencie de bonne heure. C'est ainsi que les enfants juifs ou arabes présentent quelques-unes des caractéristiques du type : dépression de la fosse temporale en arrière des apophyses orbitaires externes du frontal, nez long ou busqué, etc. Toutefois, les sinus faciaux se développant tardivement, les premiers stigmates morphologiques de la prédominance respiratoire se manifestent dans la région du thorax. Celui-ci est déjà très développé chez l'enfant par rapport au reste du corps et surtout très souvent irrégulier de forme (dépression mésosternale, etc.).

## Répartition.

Ainsi qu'il a été dit dans la première partie de cet ouvrage, ce type se recrute surtout chez les peuples nomades (Arabes, Sémites, Kalmouks). Il a aussi de nombreux représentants parmi les montagnards. C'est ainsi qu'il contribue pour une proportion de 30 p. 100 à la formation de la population mâle de la France où les régions montagneuses sont nombreuses. Tantôt il se présente à l'état de pureté, comme sur certains points du Béarn et des pays Basques, tantôt il est fourni par des individus dont les caractéristiques morphologiques répondent à des variétés du type fondamental. Il en est ainsi dans les Alpes, les Pyrénées, l'Auvergne.

Les réactions vives nécessaires au développement prédominant de l'appareil respiratoire sont fournies aux populations nomades par la diversité des milieux atmosphériques avec lesquels l'individu se trouve en contact. Celles-ci passent en effet de la plaine à une région d'altitude plus élevée, d'une température chaude à une température froide, d'un pays sec à une région humide, d'un climat mou à un air vif, etc. ; de plus, les longues marches, et aussi l'équitation et la course, pratiquées par certaines populations nomades, contribuent au développement des poumons.

Les montagnards se trouvent placés dans des conditions à peu près semblables. Si les déplacements effectués ont moins d'étendue, ils sont rapides dans le sens vertical et imposent aux poumons le contact d'atmosphères variées, au cours du passage de la vallée aux sommets, de la plaine aux premiers contreforts montagneux, etc. ; enfin, les efforts nécessités par l'ascension et la descente sont de tous les exercices musculaires ceux qui contribuent le plus puissamment au développement de l'appareil pulmonaire.

Au contraire, dans les plaines et sur les plateaux peu

élevés, les variations relatives à l'élévation de la température, à la pression atmosphérique, à l'état hygrométrique de l'air sont moins importantes et s'effectuent plus lentement; la platitude du terrain fait que la marche exige peu d'efforts, et l'ensemble de ces conditions de milieu donne au développement de l'appareil respiratoire des proportions peu importantes. Celles-ci restent cependant assez considérables chez tous les individus qui, bien qu'habitant des régions peu élevées, mènent à l'air libre une vie active.

Dans ce cas, le développement des muscles et celui des poumons sont à peu près parallèles, et l'on se trouve en présence d'un type très fréquent parmi les cultivateurs, le Type *Musculo-respiratoire.*

En ce qui concerne la répartition au point de vue sexuel, nous avons observé chez les femmes françaises un pourcentage de Respiratoires de 25 p. 100 (sur 255 mensurations).

## Caractères morphologiques du Respiratoire.

### 1° Tête.

A. *Caractéristiques squelettiques.* — L'étage moyen de la face, compris verticalement entre le point spinal ou sous-nasal et l'ophryon[1], transversalement entre les deux points malaires[2], déborde beaucoup les autres transversalement; il est remarquable aussi par sa hauteur.

Le squelette étant envisagé de face, les maxillaires supérieurs paraissent très agrandis au niveau des sinus et rejet-

1. Partie médiane de la glabelle.
2. Répondant au point culminant de la face externe de l'os malaire.

tent en dehors les os malaires également très développés (fig. 16 et 18). (On sait que ces sinus se prolongent quelquefois dans l'apophyse montante du maxillaire supérieur, dans la région alvéolaire de la voûte palatine, et même, excep-

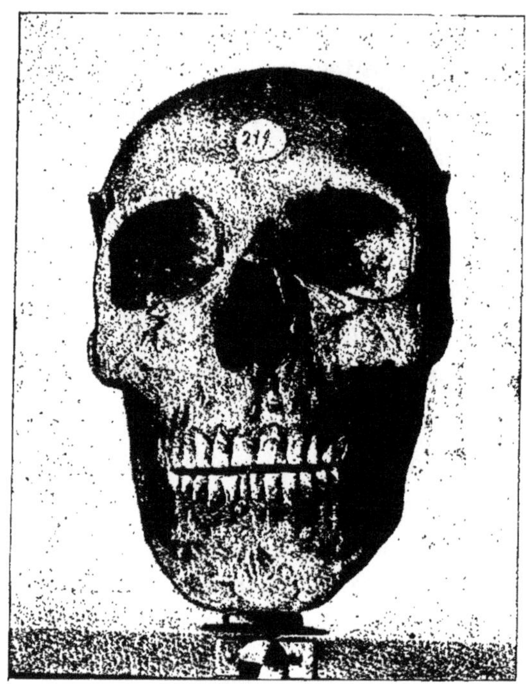

FIG. 16. — CRANE DE RESPIRATOIRE.

Même crâne que fig. 17. *Crâne d'un chef arabe* (Galeries d'Anthropologie du Muséum). La partie de la face comprise entre l'ophryon et le point sous-nasal verticalement, horizontalement entre les points malaires est considérable.

tionnellement, dans les os malaires et les arcades zygomatiques.) Les fosses nasales sont grandes; les orbites sont écartées l'une de l'autre par l'élargissement des os du nez et soulevées en quelque sorte par les cavités sinusales sous-jacentes. Le point malaire constitue le sommet d'un angle dont les deux lignes passeraient l'une par le stéphanion, l'autre par le gonion[1].

De profil, le crâne du Respiratoire présente un prognathisme supérieur, des arcades orbitaires et des sinus frontaux saillants (fig. 17).

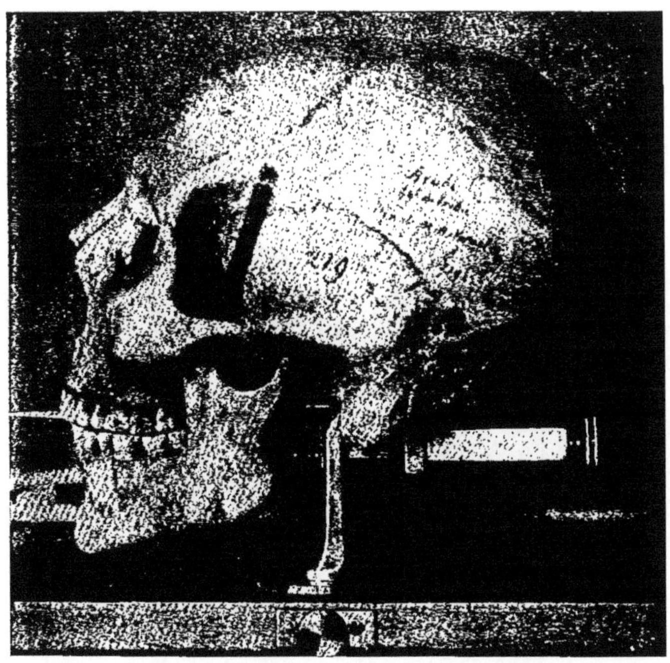


Fig. 17. — Crane de Respiratoire.

Vue de profil du crâne précédent. Les os du nez sont très longs, le front est fuyant. Il existe du prognathisme supérieur.

Pour comprendre l'importance et la signification de ces caractéristiques, nous devons rappeler que, verticalement, de l'ophryon au point spinal ou sous-nasal, transversale-

1. Le *stéphanion* est le point où la suture fronto pariétale ou coronale croise la ligne temporale; le *gonion* est le sommet de l'angle du maxillaire inférieur. Nous verrons que chez le Musculaire, le point malaire, le stéphanion et le gonion sont situés sur le même plan.

ment d'un point malaire à l'autre (et, dans la profondeur du nasion à l'apophyse basilaire ou corps de l'occipital), s'étend une vaste cavité pneumatique constituée par des anfractuosités qui sont : la région des cellules ethmoïdales, les sinus frontaux, les sinus sphénoïdaux et les sinus maxil-

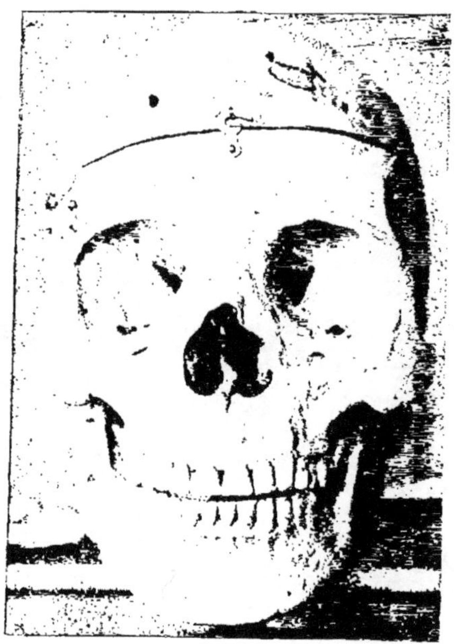

Fig. 18. — Crane de nomade Respiratoire.
(Galeries d'Anthropologie du Muséum). Remarquer l'écartement des os malaires.

laires. Toutes ces cavités sont recouvertes par la membrane pituitaire, ou membrane de Schneider; elles renferment toujours de l'air atmosphérique; celui-ci pénètre en effet des deux côtés de la face, jusqu'aux apophyses mastoïdes du temporal, par la trompe d'Eustache qui relie la partie antérieure de la caisse du tympan à l'arrière-cavité des fosses nasales ou pharynx nasal, et par l'*aditus ad antrum* qui relie la paroi postérieure de la caisse à l'antre mas-

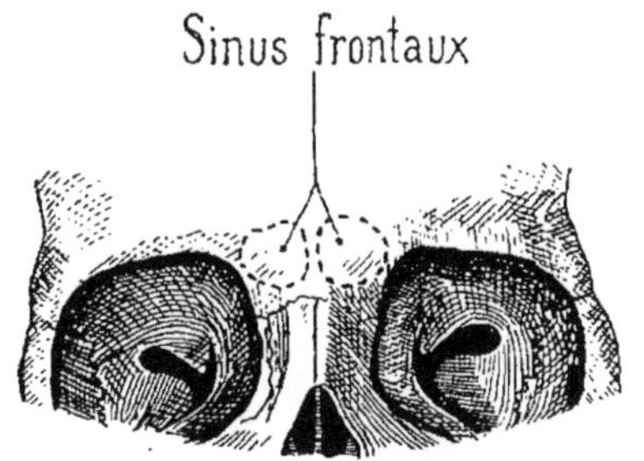


Fig. 19.
Variabilité des sinus frontaux.
Sinus frontaux petits.

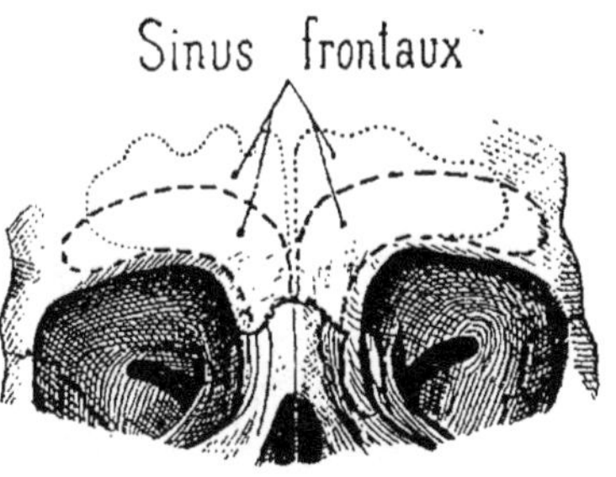


Fig. 20.
Variabilité des sinus frontaux.
Grand développement de ces sinus dans le Type Respiratoire, soit verticalement, soit transversalement.

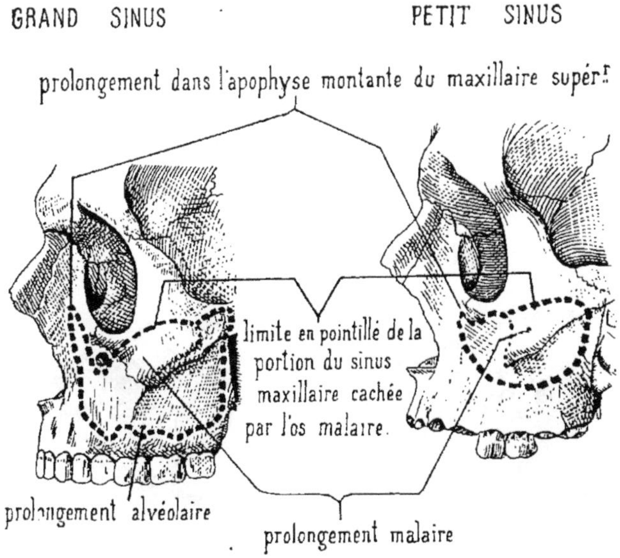

Fig. 21. — Variabilité du sinus maxillaire.
A droite, sinus maxillaire de développement moyen ; à gauche, prolongements variés dans le Type Respiratoire.

toïdien dans lequel *débouchent* les cellules mastoïdiennes.

Au point de vue évolutif, les cavités dont nous venons

de parler ont pour caractéristique commune un développement qui embrasse la presque totalité de la vie.

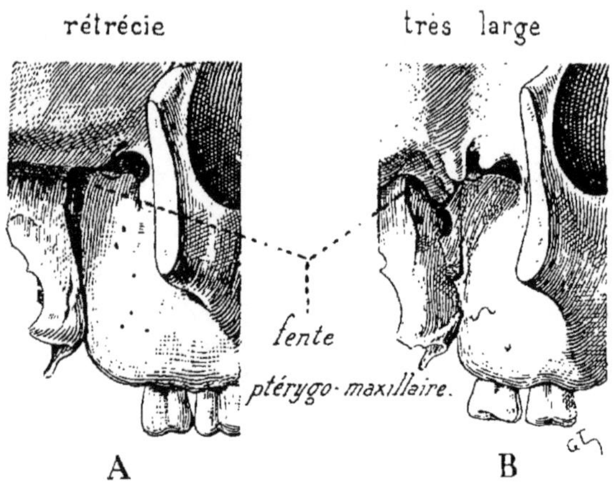


Fig. 22. — Variabilité de la fente ptérygo-maxillaire.

En A, le développement du sinus maxillaire a rétréci la fente ptérygo-maxillaire. (*Cas fréquent dans le Type Respiratoire.*)

En B, développement faible du sinus, d'où résulte l'élargissement de la fente.

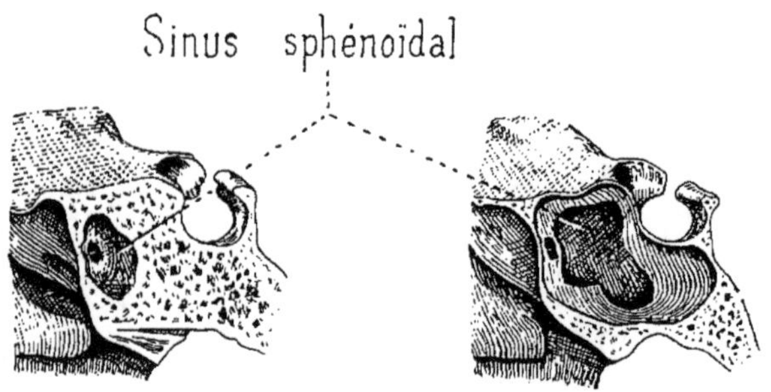


Fig. 23. — Variabilité du sinus sphénoïdal.

A gauche, petit sinus. — A droite, sinus du Type Respiratoire.

Depuis longtemps, les anatomistes ont été frappés par l'importance souvent considérable et surtout par la variabilité que présentent leurs dimensions chez les divers individus.

Ces variations, dont on se rendra un compte exact en jetant les yeux sur les figures 19, 20, 21, 22, 23, 24, sont très intéressantes.

L'embryologie et l'anatomie comparée démontrent en effet que les cellules ethmoïdales, les sinus frontaux et sphénoïdaux, les sinus maxillaires ne sont que des diverticules des fosses nasales. Ils apparaissent pour la première fois dans la série des Vertébrés, chez les crocodiles, et acquièrent

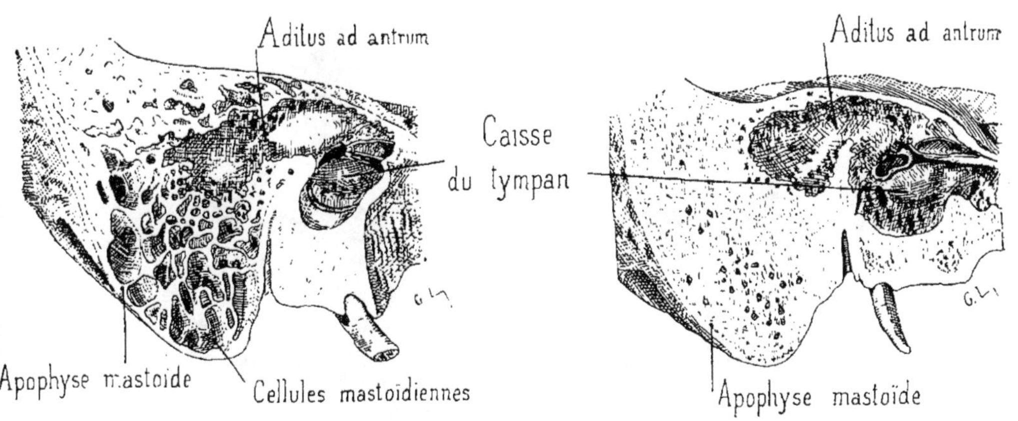


FIG. 24. — VARIABILITÉ DE LA TEXTURE DE L'APOPHYSE MASTOÏDE.
A gauche, apophyse pneumatique du Type Respiratoire.
Par l'*aditus ad antrum* l'air pénètre jusqu'aux cellules mastoïdiennes.

un développement maximum chez les Mammifères, en particulier chez les animaux dits macrosmatiques. En résumé, les fosses nasales et leurs annexes sont, à proprement parler, le vestibule de l'appareil respiratoire dont elles sauvegardent l'intégrité en percevant les odeurs délétères, en arrêtant les poussières, en réglant la température et l'état hygrométrique de l'air inspiré.

On ne saurait donc s'étonner que leur développement varie chez les individus avec celui des autres parties de l'appareil respiratoire.

B. *Caractéristiques de la face sur l'homme vivant.* — L'étage moyen de la face est de largeur et de hauteur remarquables et contraste avec les étages cérébral et digestif dont les dimensions sont réduites; cette prédominance de l'étage moyen donne, ainsi que nous l'avons dit déjà, à l'ensemble de la face un aspect losangique (fig. 25) dont les

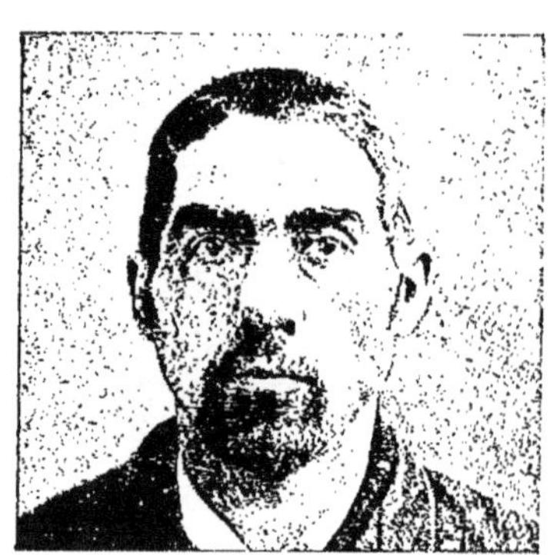

FIG. 25.
TYPE RESPIRATOIRE.
Aspect losangique de la face.

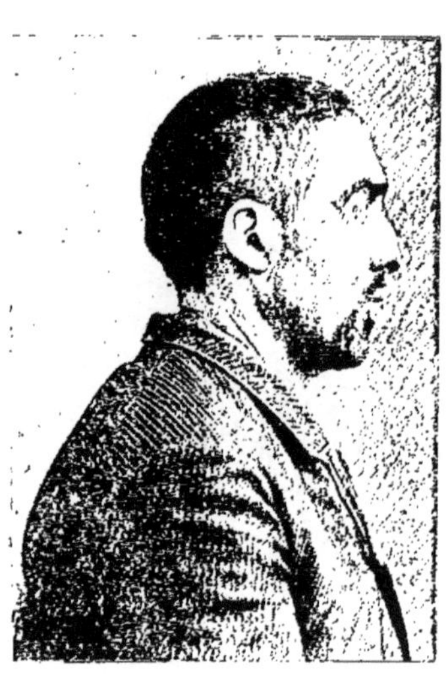

FIG. 26. — TYPE RESPIRATOIRE.
Profil en pignon. Même individu que fig. 25. (Collection du Service d'identité judiciaire.)

différentes variétés correspondent aux types représentés sur le tableau synoptique des traits physionomiques dressé par A. Bertillon (voir fig. 15), sous les noms de face en losange, face à zygomes écartés[1], face à pariétaux rapprochés. Dans ces deux dernières variétés, l'étage respiratoire de la face paraît plus large encore que dans la précédente. La tête étant

1. Il est facile de comprendre que la projection en dehors des malaires entraîne une projection dans le même sens des arcades zygomatiques.

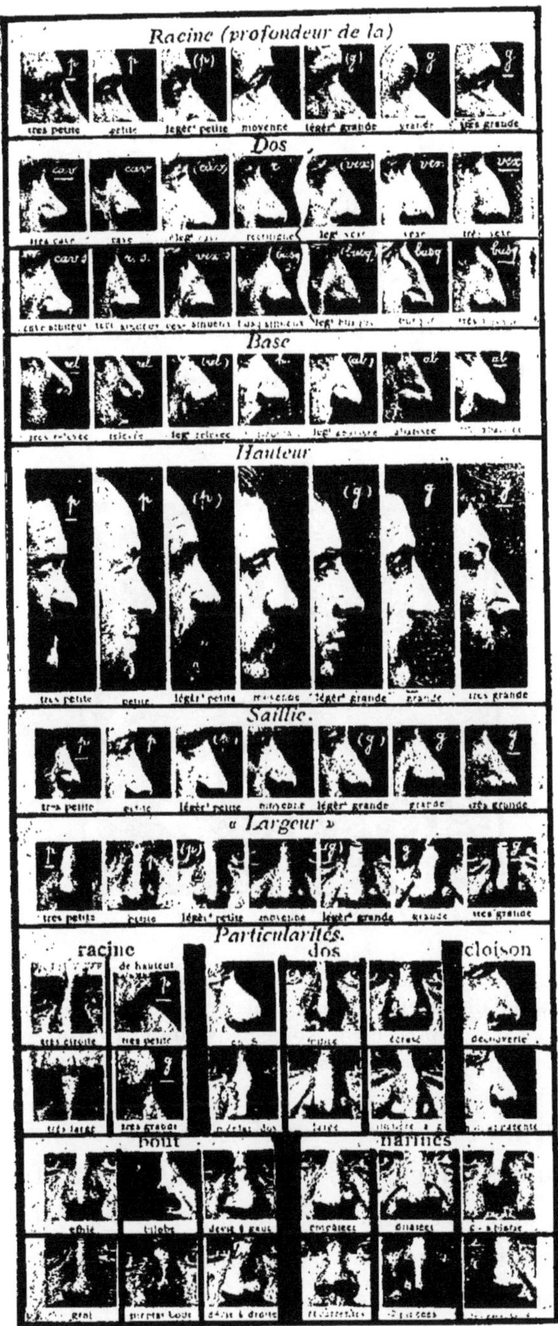


FIG. 27. — CARACTÈRES PARTICULIERS DU NEZ.

Chez le Respiratoire, le dos du nez est rarement rectiligne, du moins dans notre pays, mais le plus souvent convexe et busqué. La hauteur ou la largeur du nez sont grandes, souvent très grandes, ainsi que sa saillie. La cloison est presque toujours découverte; les narines récurrentes.

examinée de face, les orbites sont écartées l'une de l'autre par des os du nez élargis (fig. 29), les pommettes sont saillantes.

Le nez est remarquable tantôt par sa longueur, tantôt par sa largeur, tantôt par ces deux dimensions. Les fosses nasales sont grandes. La proéminence de la glabelle (sinus frontaux) fournit à l'appendice nasal une racine pro-

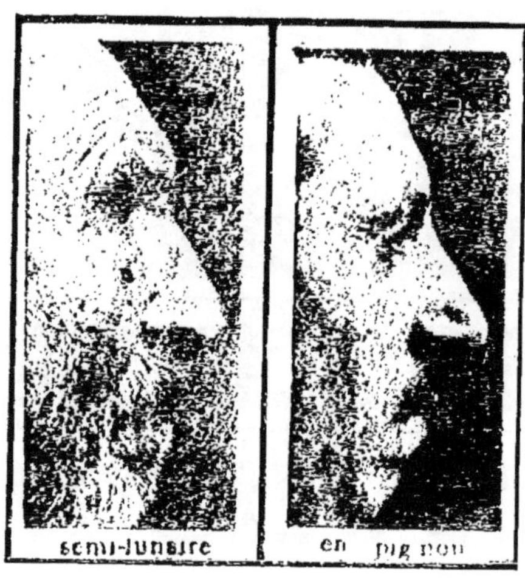


FIG. 28. — PROFILS DE RESPIRATOIRES.

A droite, profil dit en pignon. A gauche, profil semi-lunaire, plus arrondi, moins anguleux que le précédent. Noter dans l'un et l'autre cas le front et le menton « fuyants », la saillie des sinus frontaux.

fonde; chez les Français, celui-ci est souvent rendu saillant par les grandes dimensions de ses parties constitutives (os, cartilages, ailes); lorsqu'il est long, son dos est large et présente souvent un méplat à sa partie moyenne; lorsqu'il est de longueur moyenne ou court, ce qui est exceptionnel dans nos régions, il est toujours large, à narines dilatées, et souvent récurrentes, c'est-à-dire à orifices entièrement visibles de face (fig. 27).

De profil, c'est encore le nez qui, chez le Respiratoire, attire l'attention. Il présente un dos convexe, c'est-à-dire aquilin ou busqué. Presque toujours, la cloison

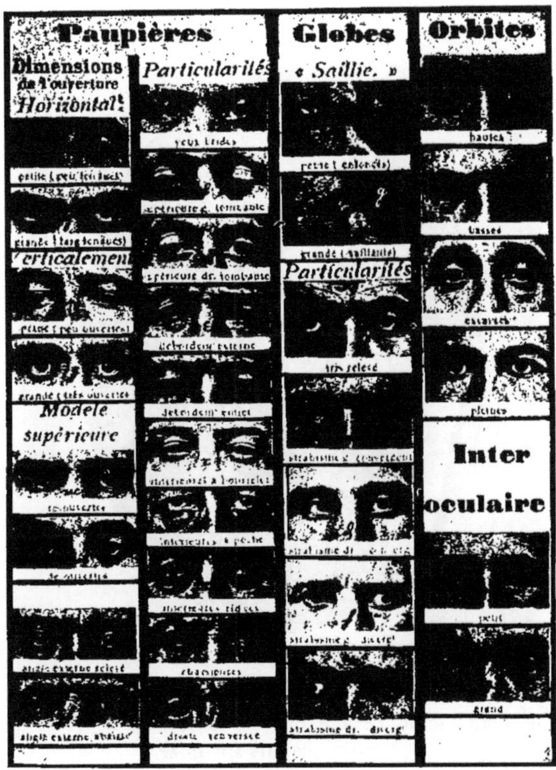


Fig. 29. — Particularités des paupières, des globes oculaires, des orbites, du diamètre interoculaire.

(*Extrait du tableau en usage à la Préfecture de police.*)

Chez le Respiratoire, l'angle externe des paupières est relevé; celles-ci sont faiblement ouvertes; le diamètre interoculaire est grand.

nasale est découverte, ce qui agrandit l'accès des narines (fig. 26).

En raison du prognathisme supérieur, la face est semi-lunaire (caractère fréquent chez les Sémites), ou en pignon (caractère très fréquent chez le Respiratoire français) (fig. 28).

Enfin l'angle externe des paupières est relevé, l'ouverture palpébrale faiblement ouverte (fig. 29).

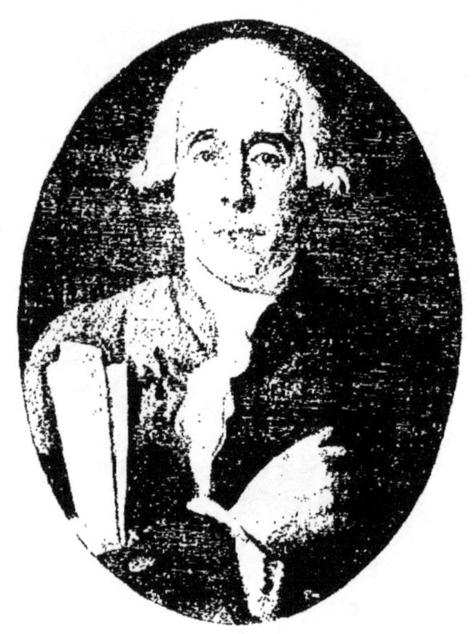

FIG. 30. — BAILLY, *premier maire de Paris*. Portrait de face.
Noter l'importance de l'étage moyen facial, la dépression temporale, les dimensions du nez.

## 2° COU.

Le cou est long : même lorsque les muscles sont bien développés, il n'est pas régulièrement cylindrique, mais élargi à sa partie supérieure qui renferme un grand larynx. De profil, le cartilage thyroïde fait une saillie notable; la trachée est souvent visible sur une grande hauteur.

### 3° Tronc.

Malgré sa taille élevée en général (nos mensurations indiquent 57 grands individus sur 100 Respiratoires), le type humain à prédominance thoracique, pour employer

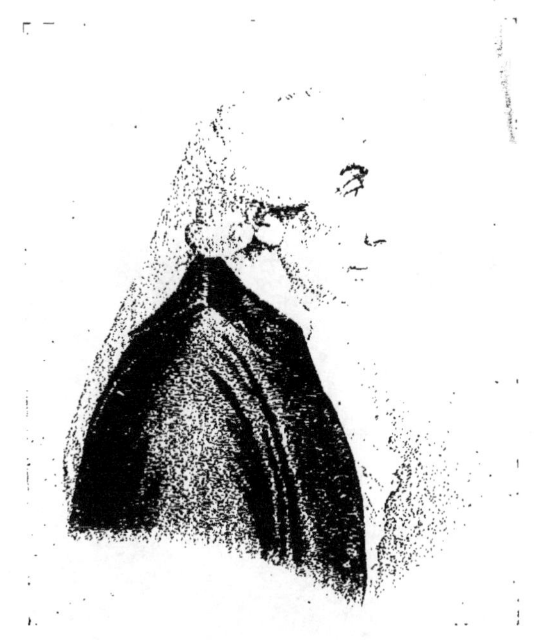

Fig. 31. — Profil de Bailly, *premier maire de Paris.* Type de profil en pignon.

l'expression du professeur Richer, présente un tronc relativement petit, presque moyen.

Envisagé de face, ce tronc ne présente pas de saillies musculaires importantes; les côtes et le sternum sont en quelque sorte à fleur de peau et restent visibles sous le tissu adipeux (fig. 33).

De tous les muscles du tronc, les muscles respiratoires

sont les seuls qui aient quelque relief; ce dernier est surtout accusé dans les digitations du grand dentelé.

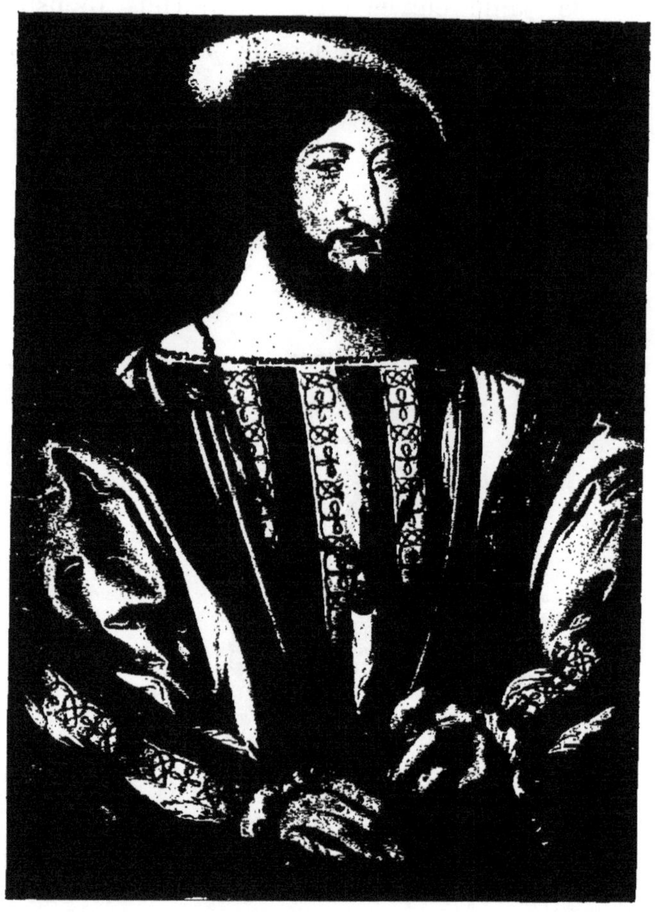

Fig. 32. — François Ier.
*Type Respiratoire.* Observer l'aspect losangique de la face, la hauteur du nez dont la base est très abaissée, les angles externes des paupières relevés, les pommettes saillantes.

Le thorax est long et large, l'abdomen réduit affecte une forme losangique due au grand développement de la cage thoracique dont les fausses côtes viennent effleurer les

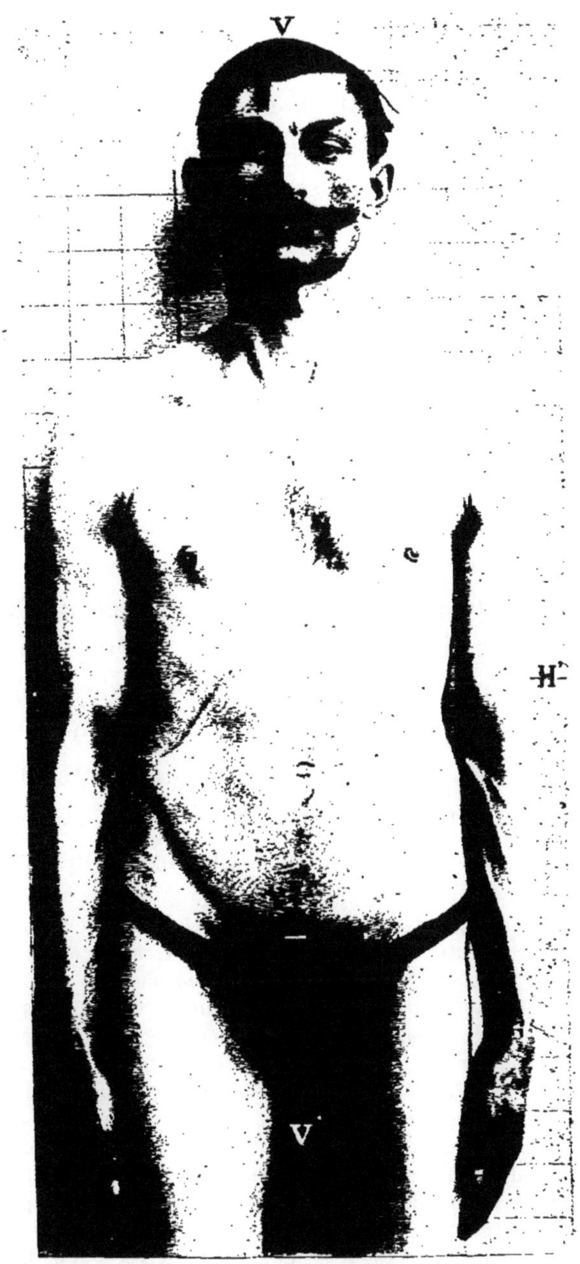


Fig. 33. — Type Respiratoire.

M. L..., 35 ans, originaire des Landes. Étudier la face, son aspect, la saillie des sinus frontaux et des os malaires, les dimensions du thorax et son modelé. (*Photographie stéréométrique à 1/7.*) Vue de face, debout.

crêtes iliaques, enserrant en quelque sorte la cavité abdominale dans une véritable ceinture osseuse (fig. 34).

La forme générale du buste est celle d'un cylindre un peu irrégulier, aplati d'avant en arrière. Le tiers inférieur de la cage thoracique est souvent sillonné par une dépression transversale qui constitue une sorte de rigole visible surtout dans le décubitus dorsal.

Cette dépression est limitée à sa partie supérieure par une portion thoracique proéminente en dos d'âne, à sa partie inférieure par un rebord costal saillant[1].

La cage thoracique a souvent un aspect irrégulier qui, dans la majorité des cas, est une caractéristique constitutionnelle, et quelquefois aussi une conséquence de maladies antérieures. Ces irrégularités sont représentées tantôt par un affaissement ou même une véritable dépression de la partie médiane du méso-sternum, tantôt par la saillie de l'angle de Louis, ou le thorax en entonnoir, etc.; toutes ces malformations ont été étudiées par Braune, etc.

La fourchette sternale est ordinairement bien visible, les

1. Avant nous, Sigaud a bien vu et bien décrit cette déformation spécifique. « La partie antérieure du tronc, dit-il, présente une surface irrégulière, bossuée, décelant véritablement une morphologie tourmentée : la portion sternale supérieure forme une proéminence très marquée, en dos d'âne, qui se prolonge *en bas* par une double déclivité de chaque côté du sternum; puis, brusquement, ces deux régions déclives se relèvent pour former une sorte de rempart à pic aux dépens des fausses côtes, et au-dessous de ce rempart gît une plaine uniforme, l'abdomen. Dans certains cas, les deux évasements qui précèdent le rempart faux-costal sont reliés l'un à l'autre sur la ligne médiane par une dépression sternale et se transforment en une large rigole transversale limitée en haut par le dôme médian supérieur et en bas par le rempart xiphoïdo-costal. Ces saillies et ces dépressions alternatives thoraco-abdominales constituent en quelque sorte les grands mouvements de terrain; à côté, il est facile de noter tout un ensemble de petites irrégularités, comme « des impressions digitales, des éminences mamillaires », pour employer le langage des anatomistes, qui accroissent encore l'impression de développement agité que donne la vue du tronc.

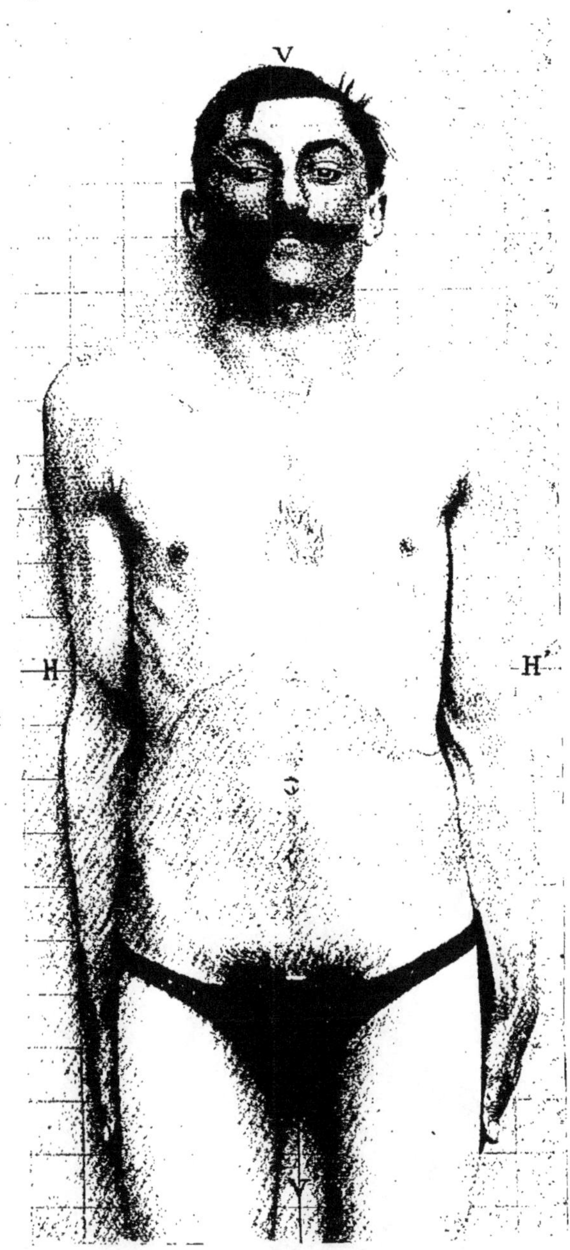


Fig. 34. — Type Respiratoire.

Même sujet que fig. 33. Vue dans la station couchée. Dans cette position les sinus frontaux et le modelé thoracique deviennent plus visibles encore. Le ventre a un aspect losangique.

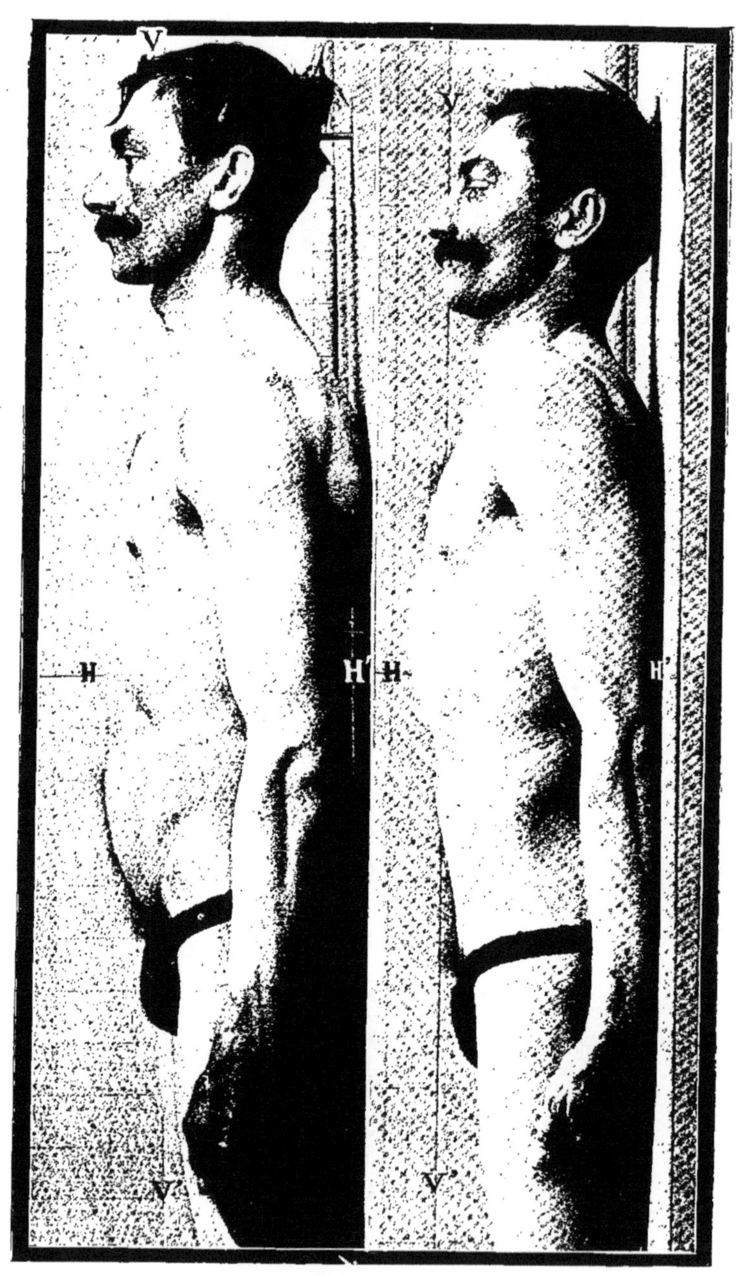


Fig. 35. — Type Respiratoire.

Même sujet que fig. 33 et 34. Vue de profil : à droite, dans la position couchée, à gauche debout. La face est en pignon ; les sinus frontaux sont proéminents ; le cartilage thyroïde est saillant ; il est impossible de passer plus d'un doigt entre les dernières côtes et les crêtes iliaques.

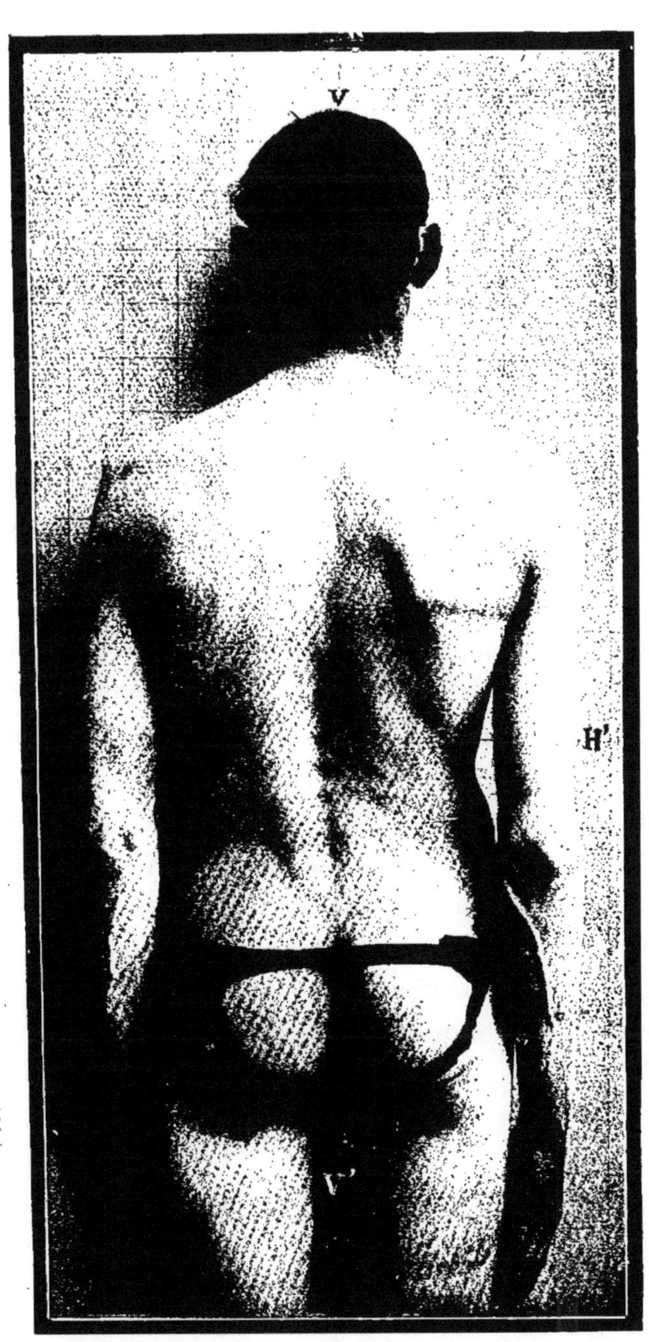


FIG. 36. — TYPE RESPIRATOIRE.
Même sujet que fig. 33, 34 et 35. Vue dorsale.

épaules sont un peu abaissées, en tous cas moins horizontales que chez le Musculaire.

L'appendice xiphoïde descend très bas, parfois à mi-partie d'une ligne verticale reliant la fourchette sternale au pubis. L'angle de Charpy est, rappelons-le, souvent très aigu (fig. 33, 34 et 37).

La longueur de la cage thoracique est surtout évidente; lorsque celle-ci est envisagée de profil, il est parfois impossible de faire passer un doigt entre les dernières côtes et la crête iliaque. Les digitations du grand dentelé sont encore plus apparentes qu'à la face postérieure du thorax; la région dorsale apparaît le plus souvent un peu incurvée.

Vue de dos, la partie supérieure du thorax est large, les épaules sont fréquemment un peu inclinées en avant, les omoplates bien dessinées. Enfin, la taille paraît fine, d'autant plus fine que les fausses côtes descendent moins bas.

La grande largeur du thorax au niveau des omoplates explique la grande envergure apparente des Respiratoires. En réalité, le diamètre biacromial seul est grand, comme le révèlent les mensurations que nous avons présentées à la Société d'Anthropologie. 42 fois sur 100 l'envergure est moyenne, ce qui est dû à un moindre développement des membres supérieurs que chez le Musculaire.

### 4° Membres.

Les membres sont fuselés, de forme harmonieuse, sans saillie exagérée au niveau des muscles et des articulations; ils ne sont pas anguleux comme chez le Musculaire, ni arrondis et graisseux comme chez la plupart des Digestifs.

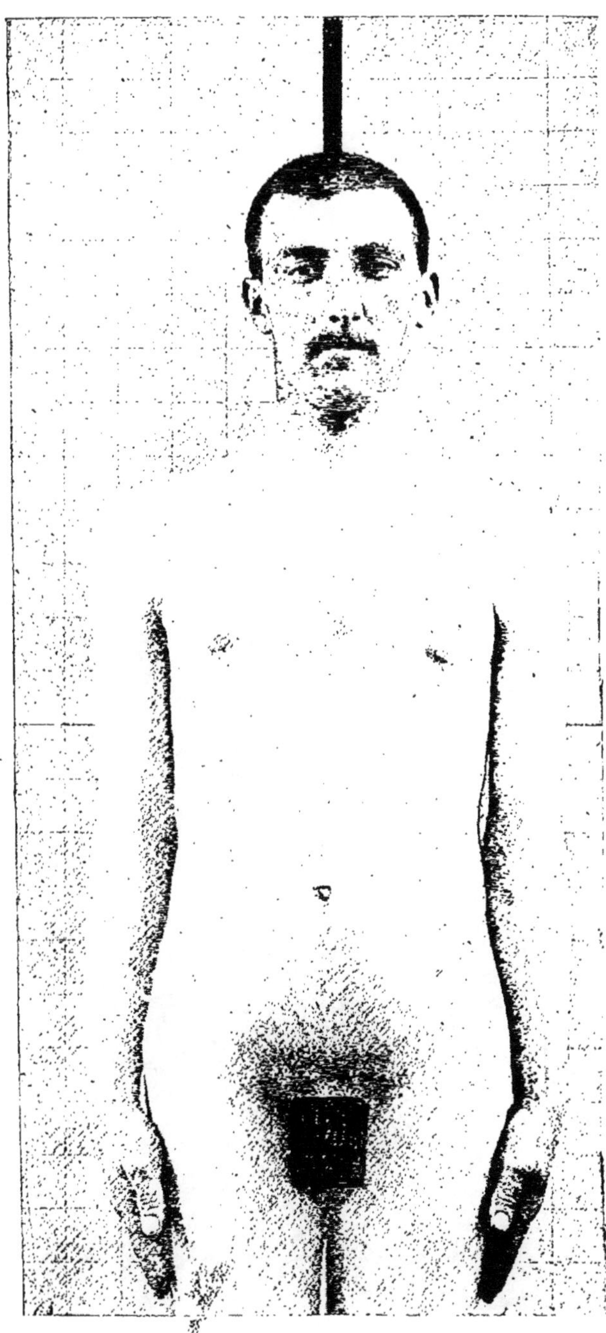

Fig. 37. — Type Respiratoire.

Vue de face, debout. X..., 23 ans, soldat au 104e régiment d'infanterie. Originaire de l'Orne. Mêmes caractéristiques que le sujet de la fig. 33. (*Photographie stéréométrique à 1/7.*)

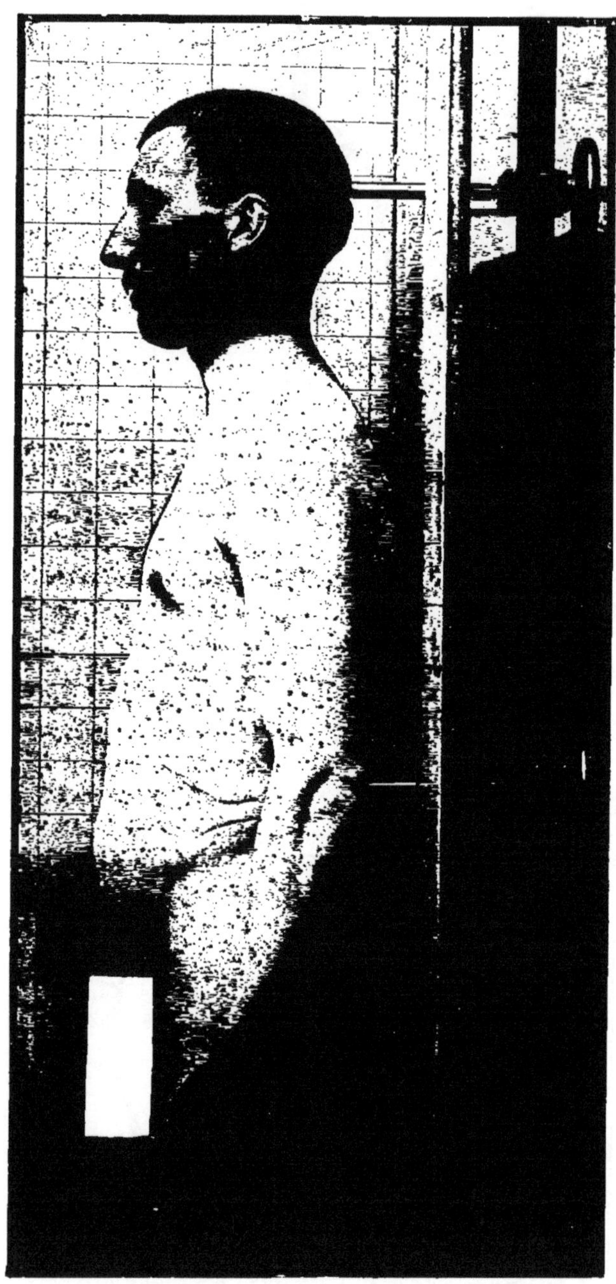

Fig. 38. — Type Respiratoire.
Vue de profil, debout. Profil de la tête en pignon. Le rebord costal est très peu éloigné de la crête iliaque gauche. Même sujet que fig. 37.

## Caractéristiques fonctionnelles.

Les individus de ce type ont une mimique, des attitudes et même des particularités psychologiques qui leur sont propres.

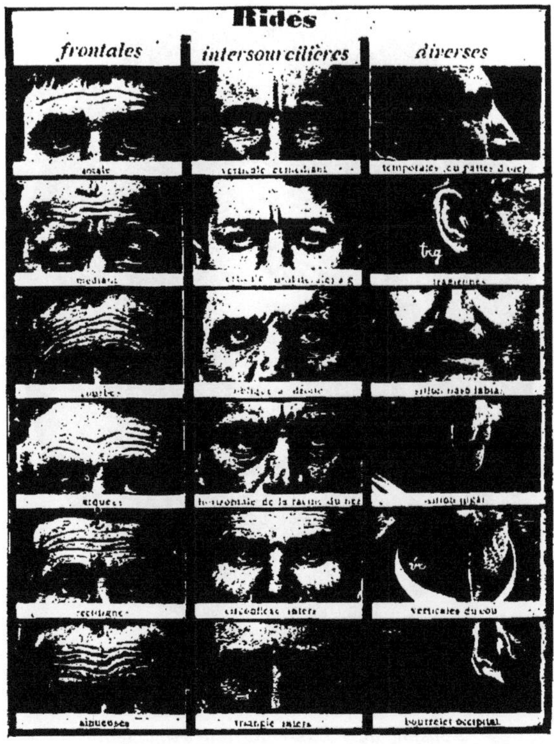


FIG. 39. — LES RIDES.

Chez le Respiratoire, les rides sont prédominantes au niveau de la partie moyenne et supérieure des joues et du nez. Étudier à ce point de vue la face du sujet présentant une ride circonflexe intersourcilière. (*Extrait du tableau en usage à la Préfecture de police.*)

L'expression des sentiments se traduit, en effet, sur le visage du Respiratoire par des jeux de physionomie qui intéressent de préférence l'étage moyen de la face; cette mimique se manifeste souvent par des stigmates durables, tels que la prédominance des rides au niveau de la partie moyenne et supérieure des joues et du nez (fig. 39).

Le Respiratoire a le geste mesuré. Son attitude générale

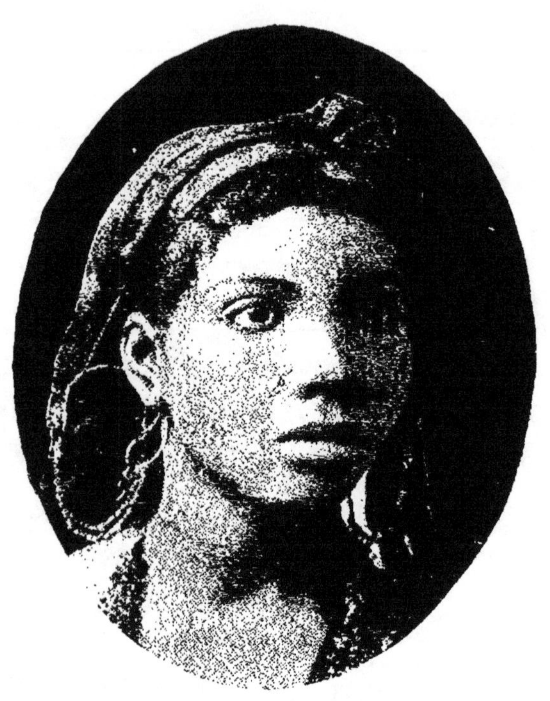

FIG. 40. — TYPE RESPIRATOIRE.
*Femme de l'Extrême-Sud Algérien.*
Noter la face losangique, la saillie des os malaires, le nez large et haut, à narines récurrentes.

contraste souvent par son élégance avec celle du Musculaire plus enclin à l'action violente.

Il est facile de remarquer que le Respiratoire recherche, en toutes circonstances, la catégorie d'excitations nécessaires à son appareil prédominant. C'est ainsi qu'il est incommodé par les odeurs et parfums trop intenses, les gaz délétères, même s'il n'en existe que de faibles traces, les atmosphères confinées.

## Variétés.

Deux variétés morphologiques s'observent :

La première, à laquelle appartiennent beaucoup de

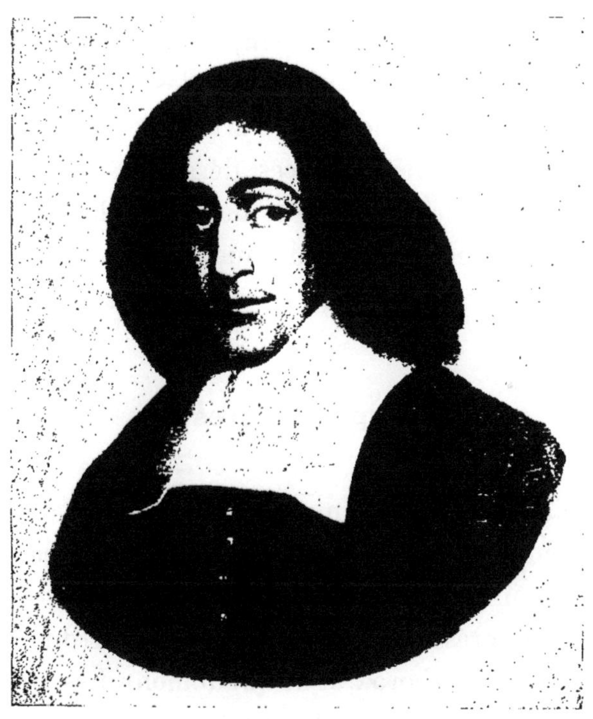

Fig. 41. — Spinoza.
Type Respiratoire.

montagnards du Centre, est caractérisée par un étage moyen de la face peu élevé mais très large, des pommettes saillantes, un nez large et droit. La face paraît élargie dans son ensemble et la tête est nettement brachycéphale.

Les individus qui, comme les Basques, les Béarnais et un grand nombre de nomades, appartiennent à la seconde variété ont au contraire une face étroite; ils sont assez souvent dolichocéphales, et présentent un étage respiratoire de grande hauteur avec un nez saillant, convexe, aquilin ou busqué et souvent tout à fait en bec d'aigle.

Il existe aussi des variétés purement fonctionnelles : les uns recherchent les vastes espaces où l'air circule librement, le voisinage de la mer par exemple, d'autres une qualité spéciale d'air sec ou humide, celui des vallées, celui des montagnes, d'autres encore la variété dans la nature des excitations atmosphériques; ces derniers sont les grands voyageurs, toujours en quête de nouvelles sensations; enfin ce type humain possède aussi de nombreux représentants dans les races migratrices telles que la race sémite.

## Types mixtes.

L'association des prédominances digestive et respiratoire (association caractérisée par un grand développement des deux étages inférieurs de la face) est rare. Dans ce cas, le buste devrait présenter une grande hauteur (due aux longueurs réunies du thorax et de l'abdomen). Les types Cérébro-respiratoires et Musculo-respiratoires ont des représentants plus nombreux. Pascal, Henri IV paraissent être des exemples du premier type; Bailly, Démosthène, du second.

On observe aussi des prédominances secondaires (cérébrale ou musculaire), chez des individus se rapprochant plus du type pur que des types mixtes proprement dits.

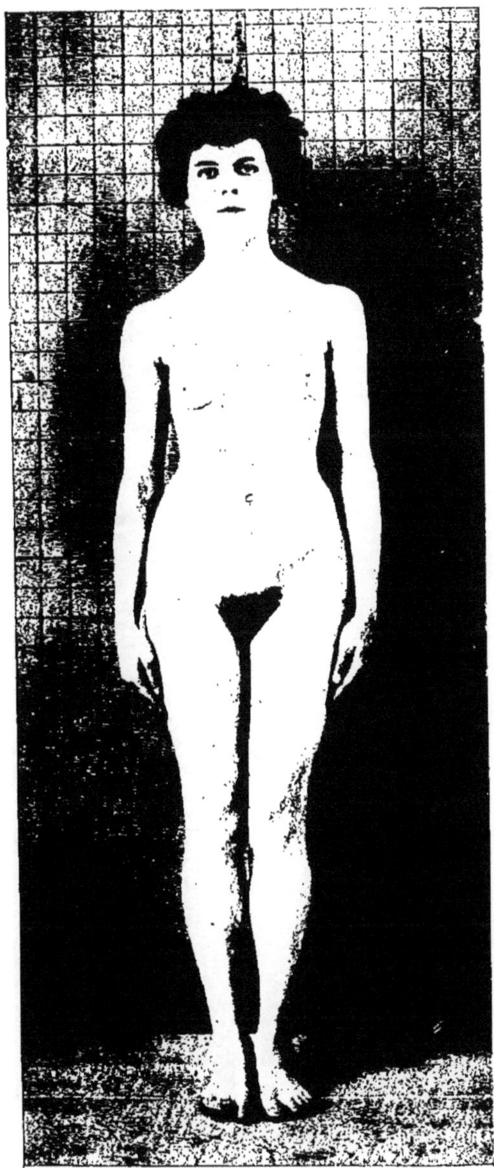

FIG. 42. — TYPE RESPIRATOIRE.

R. S..., 21 ans, Française d'origine juive. Vue de face, debout. Noter l'aspect losangique de la face, les narines récurrentes, c'est-à-dire à orifices entièrement visibles de face, la longueur du thorax qui donne une fine taille, les membres grêles. (*Photographie stéréométrique à 1/10, dont la hauteur a été réduite à 0 m. 15.*)

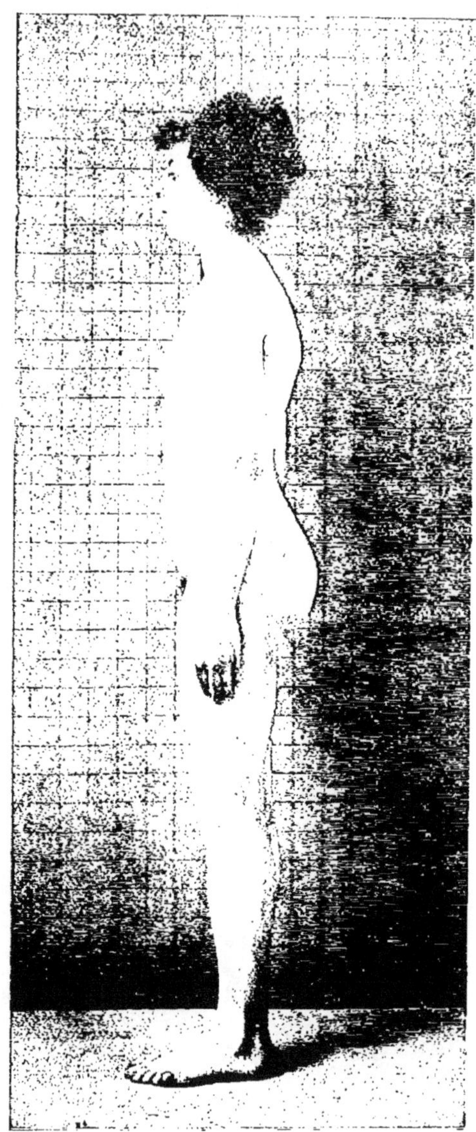

Fig. 43. — Type Respiratoire.

Vue de profil. Même sujet que fig. 42. La face est « en pignon ».

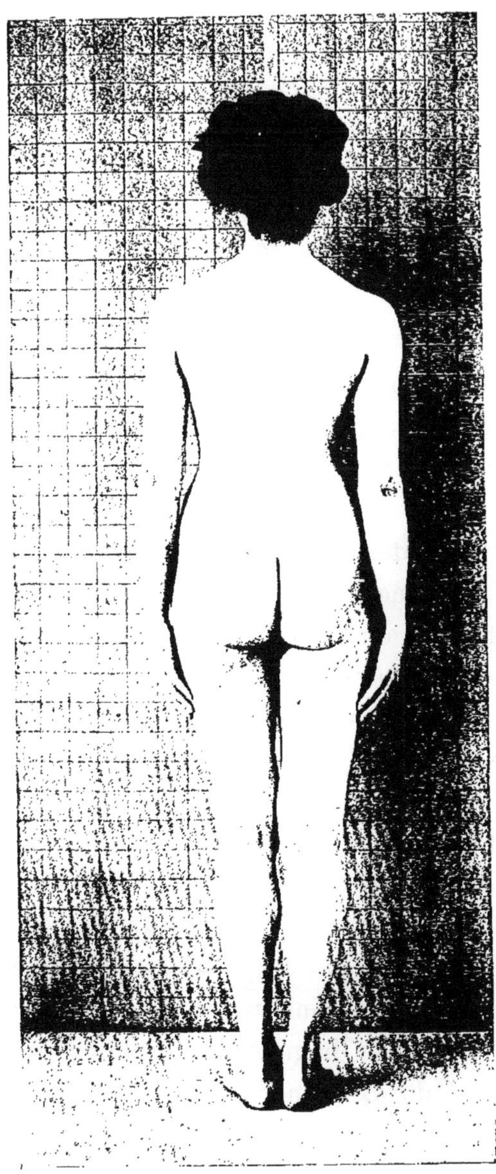

Fig. 44. — Type Respiratoire.

Vue dorsale. Même sujet que fig. 42 et 43. Le thorax est long, la taille fine, les membres grêles.

C'est ainsi que les Respiratoires ont fourni des athlètes et des penseurs. Nous citerons parmi ces derniers César, Descartes, Spinoza (fig. 41).

## Variations sexuelles.

Sur 65 femmes Respiratoires, les mensurations ont indiqué une proportion presque identique de petites, de moyennes et de grandes. Les autres mensurations rappellent dans leur ensemble celles des hommes. (Voir aux ANNEXES, à la fin du livre.)

Sur 24 Respiratoires, dont nous avons évalué la spirométrie, 12 atteignaient ou dépassaient 3 litres, alors que sur 59 autres femmes qu'il nous a été donné d'étudier à ce point de vue (Musculaires, Digestives, Cérébrales), 12 seulement atteignaient ou dépassaient cette quantité.

La perfection du Type Respiratoire correspond souvent à une des formes les plus séduisantes de la beauté féminine. La hauteur de la stature, la longueur du thorax, la finesse de la taille, l'ovale régulier du visage, sont les principaux éléments de cette beauté dont les portraits de Jeanne d'Aragon par Raphaël et de Lucrezia Crivelli par Léonard de Vinci constituent des spécimens parfaits.

Chez la femme, le diagnostic morphologique est rendu plus facile par un examen de dos. Il y a contraste entre la longueur du thorax et le faible développement de la région fessière (fig. 44 et 47).

D'autre part, peu ou pas de saillies musculaires; la taille paraît plus fine, mieux dessinée que dans les autres types. Si la forme générale est plus gracieuse, plus élancée,

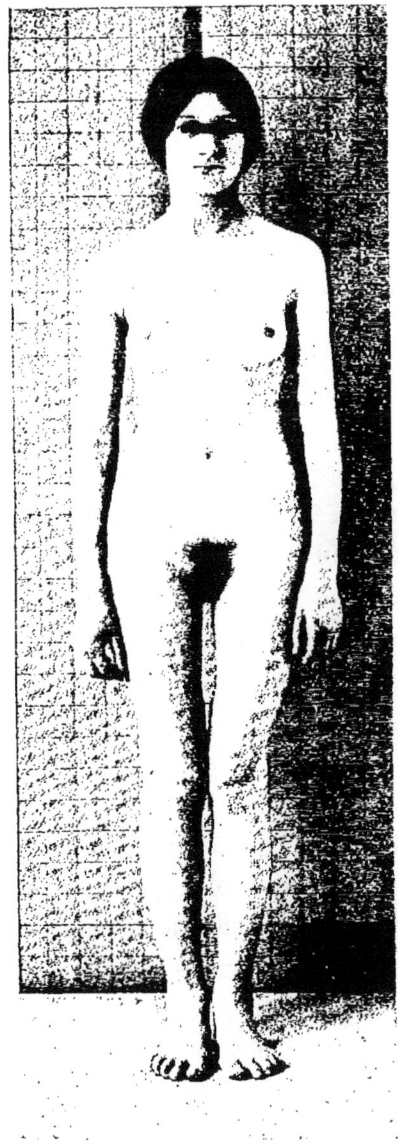

Fig. 45. — Type Respiratoire.

Vue de face, debout. La tête est losangique, le thorax long, la taille fine, les membres sans saillies musculaires. Même sujet que fig. 4; P. G..., 17 ans, née à Mantes, modèle.

moins massive que chez la Musculaire, la tenue dans la station droite en raison de la faible musculature est vite un peu déhanchée (fig. 42, 43, 44, 45, 46 et 47).

Les seins paraissent avoir une implantation basse, à cause de la grande longueur thoracique.

## Coup d'œil sur l'évolution du Respiratoire.

Dans la majorité des cas, le Respiratoire reste semblable à lui-même pendant toute la durée de son évolution; jamais il ne prend les proportions de ces obèses qui en avançant en âge deviennent méconnaissables; parfois un léger engraissement progressif ou temporaire de la face dorsale du tronc ou des mamelles, vient, pendant une période de l'évolution, souligner un effort d'adaptation physiologique plus ou moins violent; mais le plus souvent, les oscillations morphologiques des individus de ce type s'effectuent dans le sens de l'amaigrissement. Quelles que soient leurs caractéristiques (distension stigmatisée par de l'emphysème ou un thorax en tonneau, rétraction, dégénérescence graisseuse), les réactions morphologiques du Respiratoire se manifestent surtout au niveau de la cage thoracique. Le déclin des individus de ce type s'annonce de bonne heure par une cyphose assez marquée de la colonne dorsale (le sujet devient légèrement bossu, au lieu de se courber dans toute la hauteur comme le Musculaire). Cette cyphose est elle-même le reflet de l'atrophie progressive des poumons.

Lorsque ceux-ci sont à la période de déclin, et, par conséquent en voie de rétraction, la colonne vertébrale qui a jusqu'alors trouvé un point d'appui dans des poumons

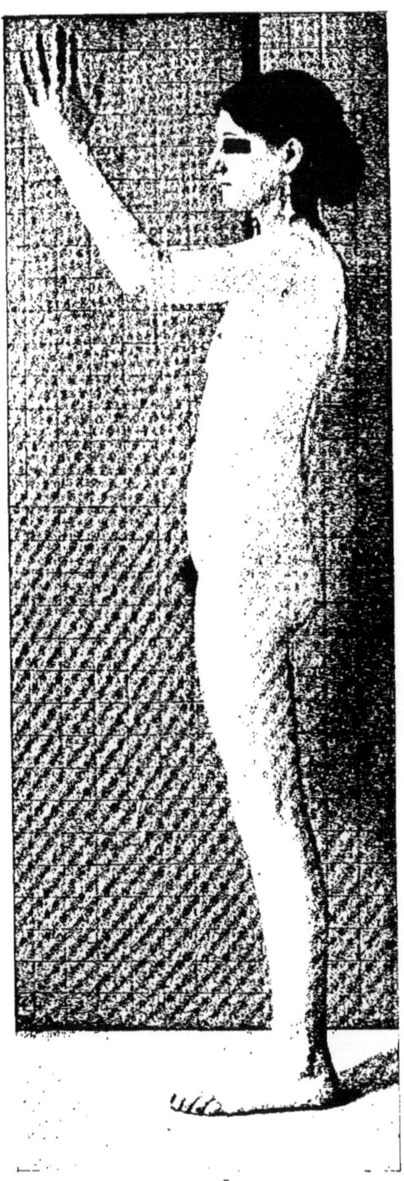

Fig. 46. — Type Respiratoire.

Vue de profil. Même sujet que fig. 4 et 45. Noter le profil en pignon, la très forte saillie des sinus frontaux, la hauteur du nez, les membres plats.

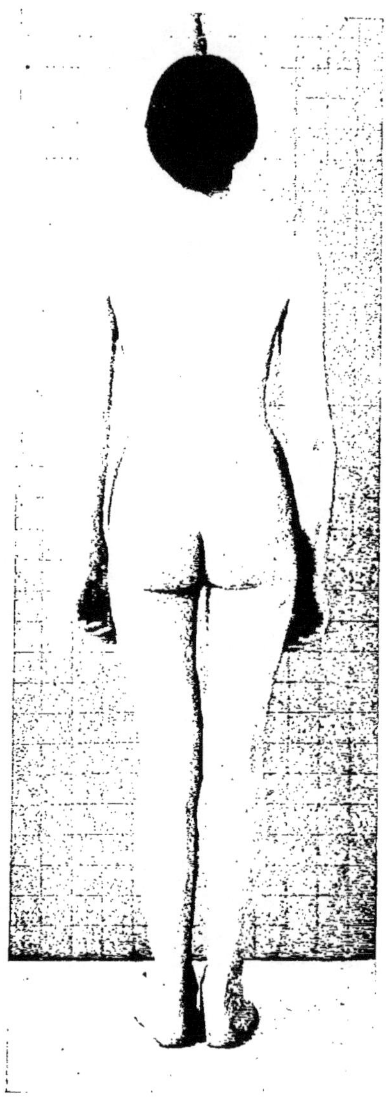

Fig. 47. — Type Respiratoire.

Vue dorsale. Remarquer le très grand contraste (au point de vue des dimensions), de la région thoracique très longue et de la région fessière, petite. Même sujet que fig. 4, 45 et 46.

bien développés, fléchit en même temps qu'eux; ce fléchissement s'étend d'ailleurs à tous les points de la surface extérieure de la cage thoracique qui entre alors en voie de rétraction.

L'hygiène du Respiratoire a naturellement pour élément fondamental la qualité et l'abondance des excitations fournies par le milieu atmosphérique.

# CHAPITRE III

## LE TYPE DIGESTIF

Mode de différenciation évolutive. — Répartition. — Aspect général. — Caractéristiques morphologiques. — Types mixtes. — Variations sexuelles. — Coup d'œil sur l'évolution du Digestif.

### Mode de différenciation évolutive.

Ce type se différencie de bonne heure, ainsi qu'on peut le voir sur la photographie ci-jointe qui représente une enfant âgée aujourd'hui de seize ans dont la morphologie *digestive* s'est affirmée à l'âge de un an (fig. 48). Il est intéressant de comparer cette photographie à celle de la petite Cérébrale âgée de six mois dont la photographie est reproduite plus loin (fig. 105). On remarquera, chez la Digestive, la prédominance de la partie inférieure de la face et des joues, le volume du ventre par rapport au thorax, enfin les formes arrondies.

## Répartition.

Nous avons dit dans la première partie de cet ouvrage, que les Digestifs les plus purs sont fournis par les Esquimaux et quelques autres peuplades primitives. Ce type

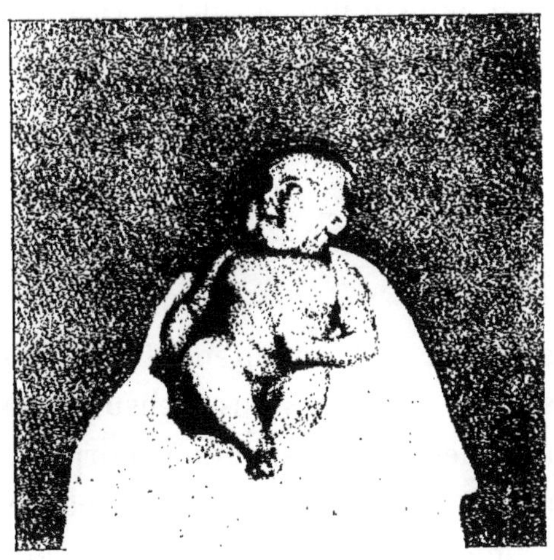

Fig. 48. — Type Digestif.

Enfant d'un an déjà très différenciée comme Digestive. Remarquer la prédominance de la partie inférieure de la face et des joues, le volume du ventre.

humain est fréquent aussi dans quelques régions de l'Europe, parmi lesquelles on peut citer la Hollande, la Bavière; en France, il y a une proportion relativement peu élevée de Digestifs (les soldats mensurés par nous en ont fourni 14 p. 100, les aliénés 13 p. 100[1]); cependant ce type

1. Il s'agit, bien entendu, comme pour toutes nos mensurations, de quelques types purs, et d'un bien plus grand nombre de types mixtes, mais à prédominance facile à discerner.

est très fréquent dans quelques provinces, telles que la Normandie, la Lorraine, la Beauce, la Flandre.

Toutes ces contrées sont en effet riches en produits animaux et végétaux; la nourriture y est peu coûteuse et abondante, la dépense d'activité musculaire et intellectuelle est moindre que dans des régions moins favorisées et la fixité d'habitation est la règle. L'action prédominante du milieu alimentaire sur des séries ininterrompues de générations se manifeste par la production du type dont nous nous occupons.

## Aspect général.

Il convient de dire dès maintenant que dans le milieu parisien où se sont effectuées nos mensurations, il est très rare de trouver des Digestifs purs à morphologie fixe. — Ajoutons que par la prédominance des parties molles au niveau des régions digestives du corps humain (étage inférieur de la face et abdomen), les variations morphologiques de fonctionnement sont le plus souvent dans cette catégorie, sinon plus évidentes, du moins plus grossières, plus massives que dans les autres types, — ce qui peut faussement faire penser qu'il s'agit d'un type à morphologie toujours variable.

La prédominance digestive est, à un examen superficiel, plus accentuée au niveau du tronc qu'à la *face* qui, cependant, est déjà caractéristique.

Celle-ci affecte dans son ensemble la forme d'un tronc de cône à base inférieure (face en pyramide de Bertillon) (fig. 15, 49 et 50). Son étage inférieur (étage mandibulaire) est celui qui atteint les plus grandes dimensions. L'angle du maxillaire inférieur (*gonion*) est en quelque sorte déjeté en dehors par les insertions massétérines.

Lorsqu'on examine la tête par derrière, on voit les branches montantes de la mandibule déborder de chaque côté la partie supérieure du cou. Cette particularité ne s'observe sur aucun autre type.

Le *tronc* est long, mais surtout large et régulièrement

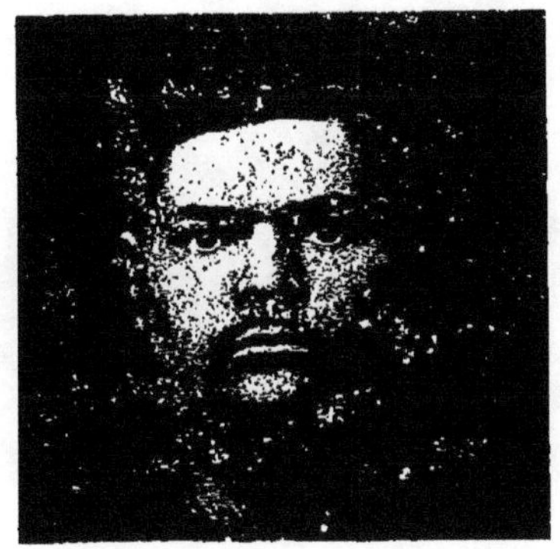

FIG. 49. — TYPE DIGESTIF.

Face en *pyramide*. (*Collection du Service d'Identité judiciaire.*)

arrondi dans sa partie abdominale. Il est à peu près régulièrement cylindrique dans toutes ses parties, et sa face dorsale, elle-même, n'est pas plane comme chez le Musculaire. Avec l'âge, la partie abdominale du tronc augmente rapidement de volume, du moins dans l'immense majorité des cas, et comme la face, le tronc prend l'aspect d'un tronc de cône à base inférieure. Le thorax est large, mais court; le rebord des fausses côtes reste toujours éloigné de trois ou quatre travers de doigt des crêtes iliaques. De plus, l'appendice xiphoïde atteint rarement le tiers d'une ligne droite reliant la fourchette sternale à la symphyse pubienne (fig. 6 et 62).

En vertu de l'important espace réservé à l'abdomen proprement dit, c'est-à-dire à la cavité digestive, celle-ci,

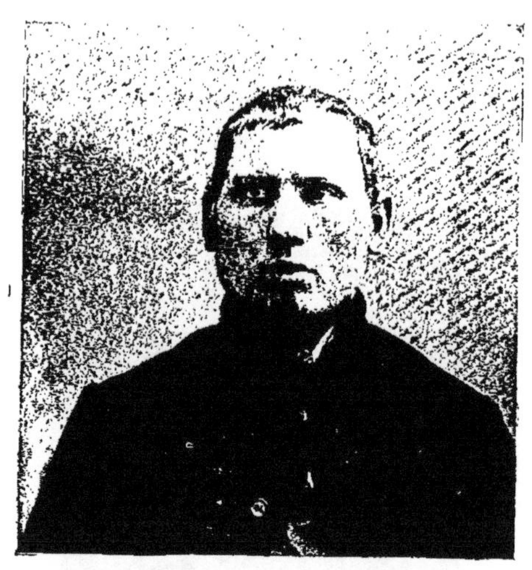

FIG. 50. — TYPE DIGESTIF.
Face en *pyramide.* (*Collection du Service d'Identité judiciaire.*)

enveloppée de parties molles, peut facilement se déformer.

Les *membres* sont plutôt courts, potelés, sans reliefs.

## Caractéristiques morphologiques.

### 1° TÊTE.

A. *Caractéristiques squelettiques.* — Elles sont faciles à étudier sur certains Esquimaux des Galeries d'Anthropologie du Muséum — en particulier sur le crâne dont les photographies sont reproduites ici (fig. 51 et 52). Le squelette céphalique peut, dans son ensemble, être circonscrit dans un rectangle à grand axe vertical, dont les côtés irréguliers présentent des creux, des saillies, un aspect tour-

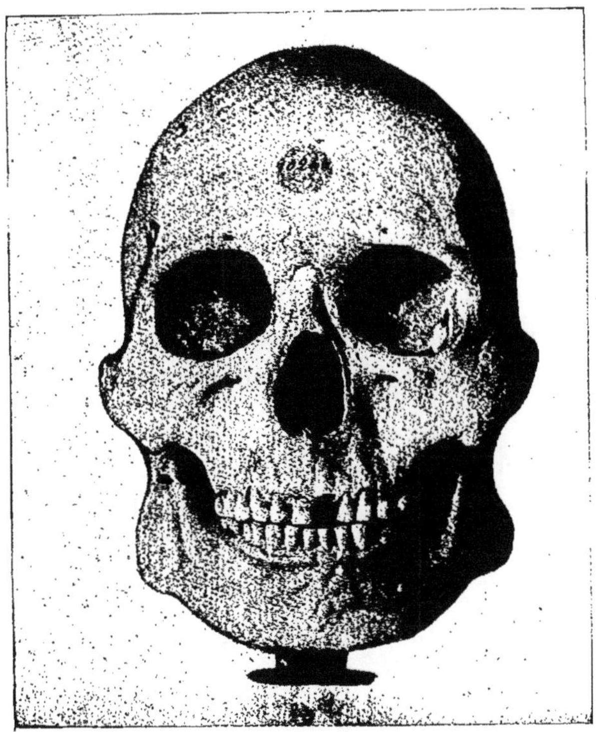

FIG. 51. — CRANE DE DIGESTIVE.

*Femme esquimau.* (Galeries d'Anthropologie du Muséum.) Étudier la saillie des arcades zygomatiques et des angles de la mandibule (*gonion*) qui donnent insertion à des muscles masticateurs. Noter aussi la denture régulière.

menté qui ne rappelle en rien les formes harmonieuses, fondues, présentées par les squelettes céphaliques caractérisant les autres types.

L'étage supérieur de la face est réduit (beaucoup plus

réduit que chez le Cérébral et même que chez le Musculaire), ce qui indique un faible développement des lobes frontaux. Également faibles sont le développement de l'étage respiratoire et celui des sinus et des fosses nasales.

Par contre, l'étage digestif qui, vu de face, s'étend du point spinal au point mentonnier, est de hauteur remarquable. Cette grande hauteur est plus apparente encore lorsque le squelette est envisagé de profil. Le gonion semble dans ce cas tout aussi saillant, sinon plus, que lorsque l'examen est pratiqué de face; il est parfois, en quelque sorte, séparé par une dépression de la branche montante proprement dite, et fait saillie en dehors comme si un muscle puissant l'avait partiellement fait se déjeter.

La largeur de cette branche montante dépasse quelquefois 0 m. 04.

Elle est toute parsemée de rugosités et de dépressions, au niveau de la face externe de l'angle et de la branche de la mandibule, c'est-à-dire au niveau de l'insertion inférieure des masséters. Les branches verticale et horizontale du même os forment toujours un angle (angle mandibulaire), absolument droit et, lorsque la prédominance digestive est très accentuée (comme chez certains Esquimaux), la ligne bigoniaque de Broca peut constituer le plus grand diamètre transversal du squelette céphalique.

L'apophyse coronoïde est développé en largeur, et peu développé en hauteur, comme chez tous les individus à crotaphites puissants. (Voir Le Double, *Traité des variations des os de la face.*)

L'échancrure sigmoïde forme un arc de cercle dont la corde (la ligne qui relie le sommet de l'apophyse coronoïde à la partie la plus élevée du condyle) est absolument horizontale ou dirigée obliquement de haut en bas et d'arrière en avant, *caractère peu fréquent dans la race blanche;* enfin, lorsque la prédominance digestive est accentuée, la partie antérieure de l'apophyse coronoïde déborde en avant le bord antérieur de la branche montante (fig. 52).

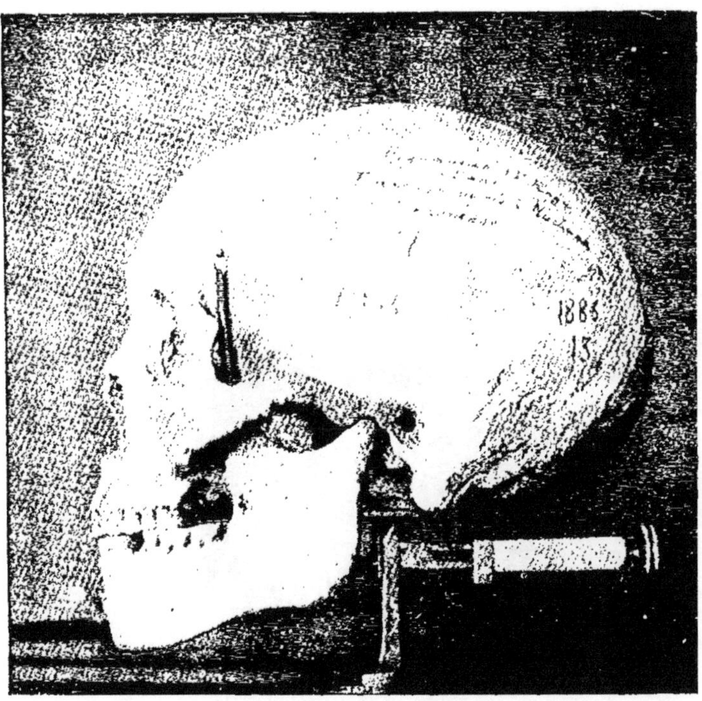


FIG. 52. — CRANE DE DIGESTIVE.
Même crâne que fig. 51. Vue de profil. La mandibule, surtout au niveau de la branche montante, présente des dimensions extraordinaires.

En réalité, la face du Digestif n'atteint transversalement de dimensions considérables qu'en arrière des points malaires. Le diamètre le plus important du squelette facial ainsi envisagé est présenté par les arcades zygomatiques (sur lesquelles viennent, chez l'individu vivant, s'insérer les muscles masticateurs désignés sous le nom de *masséters*). Les grandes dimensions de la courbure qu'elles décrivent (courbure à concavité intérieure) commandent en outre un développement correspondant de la fosse zygomatique et de la fosse temporale, destinées, comme l'on sait, à fournir une insertion et un emplacement à d'autres muscles masticateurs, les muscles *temporaux* ou *crotaphites*.

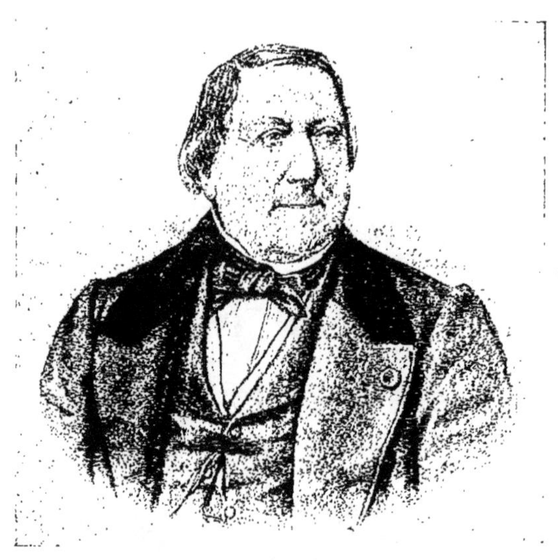

Fig. 53. — Rossini.
Type Digestif. Face en *pyramide*.

La partie alvéolaire des maxillaires supérieurs est, elle aussi, développée.

Toutefois, ce sont, répétons-le, les dimensions considérables du maxillaire inférieur qui donnent à cet étage de la face son aspect caractéristique. Cet os est si agrandi qu'il paraît presque déformé.

B. *Caractéristiques de la face sur l'homme vivant.* — L'étage digestif étant constitué dans son ensemble par des parties molles (régions labiale et mentonnière, régions massétérine et génienne), les caractéristiques de la face vivante ne correspondent pas exactement aux caractéristiques squelettiques; c'est ainsi que le plus grand diamètre transversal facial n'est jamais représenté par la ligne comprise entre les arcades zygomatiques.

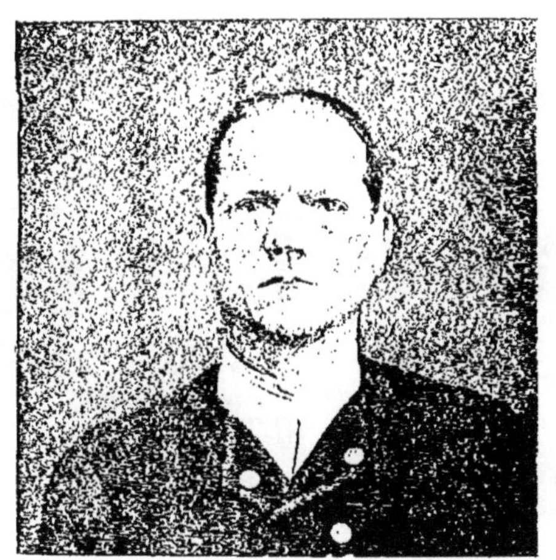

FIG. 54. — TYPE DIGESTIF.
Face en *pyramide.* (*Collection du Service d'Identité judiciaire.*)

Comme nous l'avons déjà dit, la face du Digestif affecte, dans son ensemble, la forme d'un tronc de cône, ou encore celle d'un trapèze à grand axe vertical qui aurait pour côtés parallèles les limites supérieure et inférieure de la face. Le plus grand côté de ce trapèze (limite inférieure de la face) correspond à la ligne bigoniale de Broca (face en pyramide de Bertillon) (fig. 15, 49, 50, 53 et 54).

Le front est non seulement petit, mais étroit; la ligne d'implantation des cheveux en avant est abaissée et envahit de chaque côté le frontal (fig. 55); cette implantation est le plus souvent circulaire (fig. 56).

Presque toujours les yeux sont petits, recouverts par des paupières plus ou moins infiltrées par la graisse, suivant les individus et les âges. Le nez est de faible hauteur, mais les narines sont souvent élargies et dilatées, tandis que l'étage moyen ou respiratoire, de faible dimension, paraît comme déprimé, atrophié.

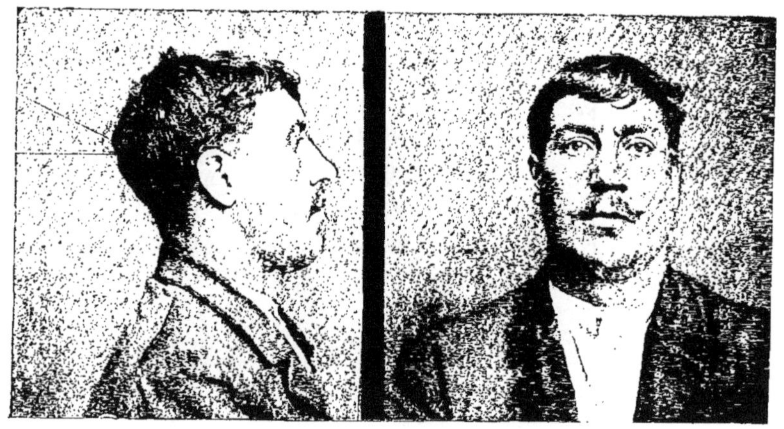

Fig. 55. — Type Digestif.
(*Collection du Service d'Identité judiciaire.*)

La portion sous-nasale, la région labiale et la région mentonnière sont souvent de proportions énormes; la bouche, bordée de grosses lèvres, est grande et lippue (fig. 49, 50 et 57); les dents sont longues et régulières et se conservent souvent pendant de longues années. Le menton, bien marqué, saillant, est de grande hauteur, de grande largeur, à sillon sus-mentonnier très accentué, le plus souvent à houppe, parfois à fossette ou bilobé (fig. 58).

Examiné de profil, le visage accuse souvent du prognathisme mandibulaire.

Chez les Digestifs plus ou moins mixtes, par conséquent à morphologie variable, lorsque le sujet est couché, son expression de physionomie change immédiatement, ainsi que l'on peut s'en assurer sur les photographies stéréométriques

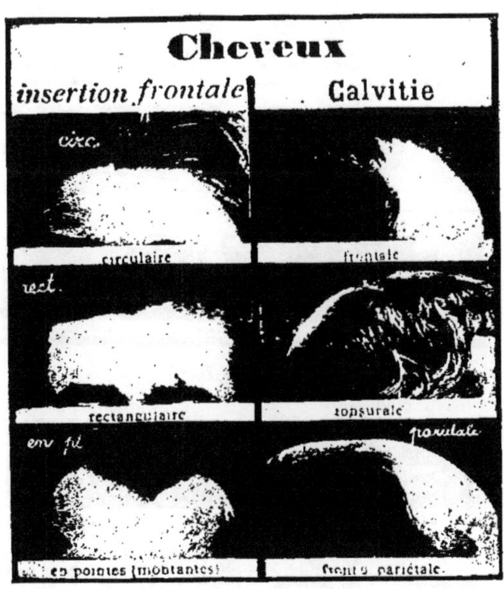


Fig. 56. — Implantation des cheveux.
Chez le Digestif, l'insertion frontale des cheveux est souvent circulaire; elle est rectangulaire chez le Musculaire et en pointes chez le Cérébral.

ci-jointes qui représentent le même sujet dans la station droite et dans le décubitus dorsal (fig. 62 et 63).

Dans la station verticale, la tension exercée par la pesanteur sur les muscles de la face, imprime à celle-ci des reliefs et des dépressions qui disparaissent même chez les sujets jeunes, dans la station horizontale (aspect légèrement bouffi) (fig. 63).

Mais ce qui dénote surtout le Digestif, ce sont les variations évolutives de la morphologie faciale et abdominale. Celles-ci sont quelquefois assez profondes chez les

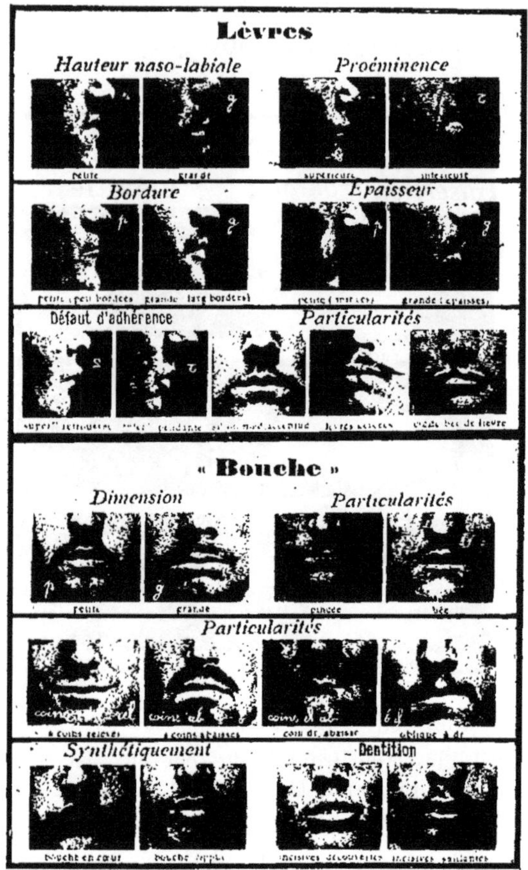


FIG. 57. — CARACTÉRISTIQUES DES LÈVRES ET DE LA BOUCHE.
Chez le Digestif les lèvres et la bouche sont de grandes dimensions.
La hauteur naso-labiale est grande.

types mixtes pour rendre un sujet méconnaissable à quelques années d'intervalle. Les muscles sont tantôt tendus, tantôt affaissés, tantôt infiltrés par la graisse qui est particulièrement abondante dans les diverses régions de l'appareil digestif (étage inférieur de la face et abdomen), ainsi que le montrent, pour la face, les planches anatomiques ci-jointes (fig. 59 et 60).

Le Digestif mixte, le plus fréquent dans le milieu parisien, maigrit ou engraisse avec facilité sous l'influence de processus atrophiques et hypertrophiques.

A la distension et à l'affaissement musculaires, à l'infil-

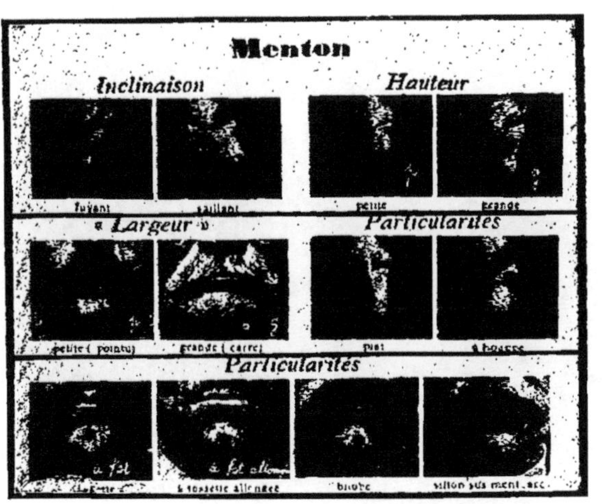


Fig. 58. — Particularités du menton.
Chez le Digestif le menton, haut ou large, parfois haut et large, présente un sillon sus-mentonnier accentué.

tration graisseuse correspond un agrandissement apparent des régions digestives de la face et du cou (région sus-hyoïdienne et région parotidienne). A mesure que l'individu avance en âge, on voit se former le double ou triple menton. L'accumulation de la graisse au niveau des buccinateurs, dans la partie de la fosse temporale où se forme la boule graisseuse de Bichat, et surtout au niveau des masséters, élargit la partie inférieure de la face qui semble alors très développée et soulève même quelquefois le lobule de l'oreille qui est déjeté en dehors.

A une période plus avancée de l'évolution, la graisse disparaissant en partie et les muscles de la face ne pouvant plus

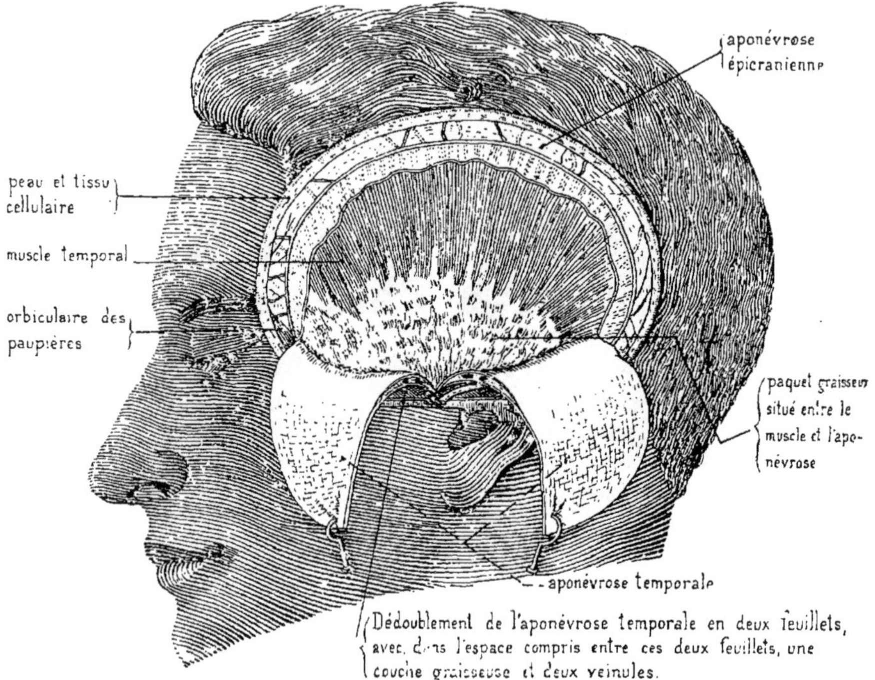


Fig. 59. — Disposition et abondance de la graisse au niveau de l'étage digestif de la face.

La graisse devient abondante dans la région des muscles masticateurs (temporaux). Chacun sait qu'au niveau du cuir chevelu la graisse, beaucoup moins abondante, est en logettes et non en nappe.

recouvrer leur tonicité, la peau trop lâche forme des plis longitudinaux, accusés surtout au niveau des joues, de chaque côté de la bouche, et descendant plus ou moins bas sur le cou (fig. 39).

Cette description des caractéristiques céphaliques du

Digestif pur démontre qu'il ne faut pas confondre ce type avec un type très répandu parmi les peuples préhistoriques et primitifs (particulièrement dans la race nègre), souvent observé aussi sous une forme atténuée chez les criminels, et caractérisée surtout par du prognathisme alvéolaire et mandibulaire.

Ce type, qui a fort intéressé les anthropologistes à cause

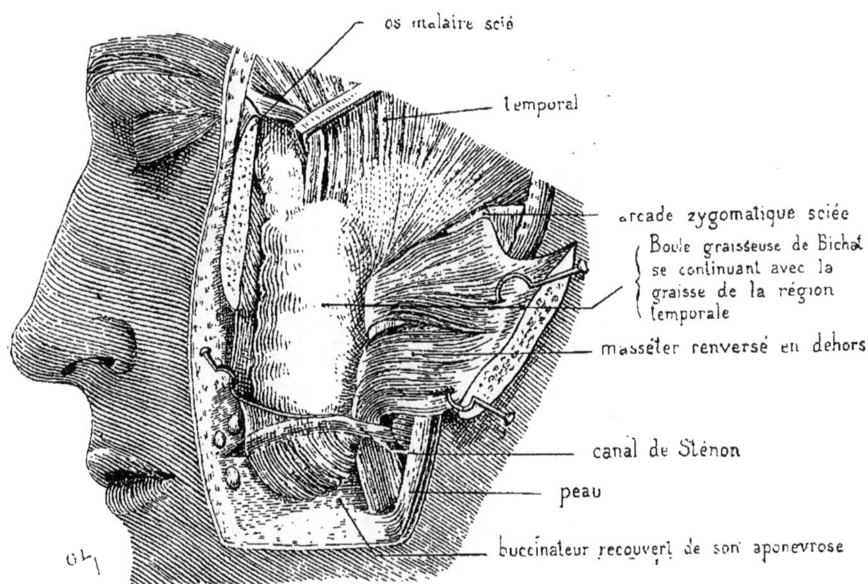


FIG. 60. — DISPOSITION ET ABONDANCE DE LA GRAISSE AU NIVEAU DE L'ÉTAGE DIGESTIF DE LA FACE.
Région massétérine et région génienne.

des parentés qu'il établit entre les races humaines inférieures et les anthropoïdes, et les philosophes à cause de sa fréquence chez les criminels, mérite l'épithète de « grossier » qui lui est attribuée par M. Manouvrier. C'est, en effet, à la grossièreté de l'alimentation, c'est-à-dire à l'ingestion de substances massives et mal cuites, qu'il faut attribuer, hérédité aidant, la production des signes qui impriment à la face et particulièrement à l'étage inférieur de la face des individus de ce type un caractère de bestialité (fig. 61).

« Pourquoi s'étonnerait-on, dit Le Double, de rencontrer

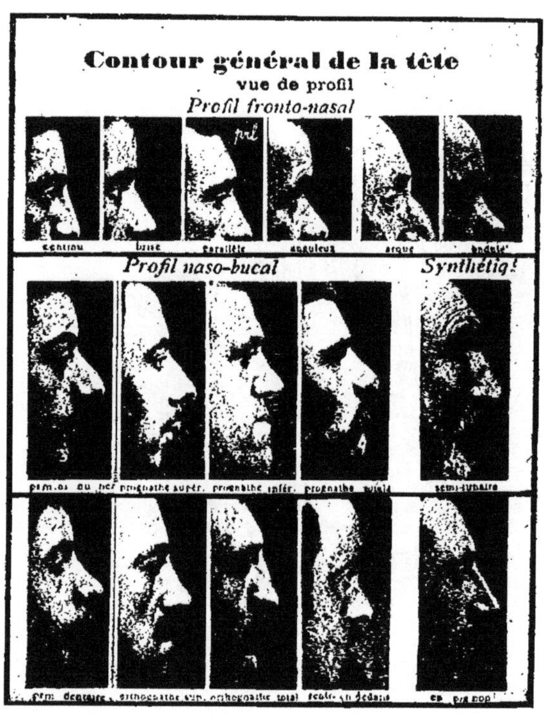


FIG. 61. — CONTOUR GÉNÉRAL DE LA FACE.

(*Extrait du tableau en usage à la Préfecture de police.*) Les individus représentés sur les photographies (*profil naso-buccal*) et étiquetés prognathe nférieur et prognathe total sont des Digestifs *grossiers*.

plus fréquemment le type grossier parmi les criminels et plus particulièrement parmi les assassins, qui, presque tous, sortent d'un milieu inculte et ont agi comme des brutes? »

Les conditions qui ont présidé à la formation du Type Digestif sont toutes différentes de celles-ci, puisque c'est un milieu alimentaire de plus en plus perfectionné par la civilisation qui a déterminé son apparition. Aussi observerons-nous peu de prognathisme et *jamais de prognathisme alvéolaire* chez le Digestif pur; l'*éminence mentonnière n'est jamais absente*, l'angle symphysien n'est pas élevé, les incisives ne sont pas plus volumineuses que les autres dents; il n'y a pas de diastème interdentaire, l'angle mandibulaire n'est pas très ouvert, etc.

Bien au contraire, la présence de ces caractères chez un Digestif stigmatise un type indécis, se rapprochant plus ou moins du type grossier observé chez les sauvages.

### 2° Cou.

Il est presque toujours court et fréquemment envahi par la graisse.

### 3° Tronc.

Malgré les apparences, le tronc est petit chez 50 p. 100 des Digestifs. Sa forme générale est celle d'un cylindre légèrement aplati d'avant en arrière. Il n'y a de fortes saillies musculaires ni dans la partie thoracique, ni dans la partie abdominale. Cette région est uniformisée et nivelée le plus souvent par une couche graisseuse sous-cutanée, toujours assez importante. Les deux parties du tronc se sont inégalement développées. La prédominance abdominale réduit considérablement le thorax.

Sur la face antérieure se remarquent des épaules légèrement tombantes, des pectoraux sans grand relief, une cage thoracique large, mais très courte (fig. 6, 62, 65 et 66).

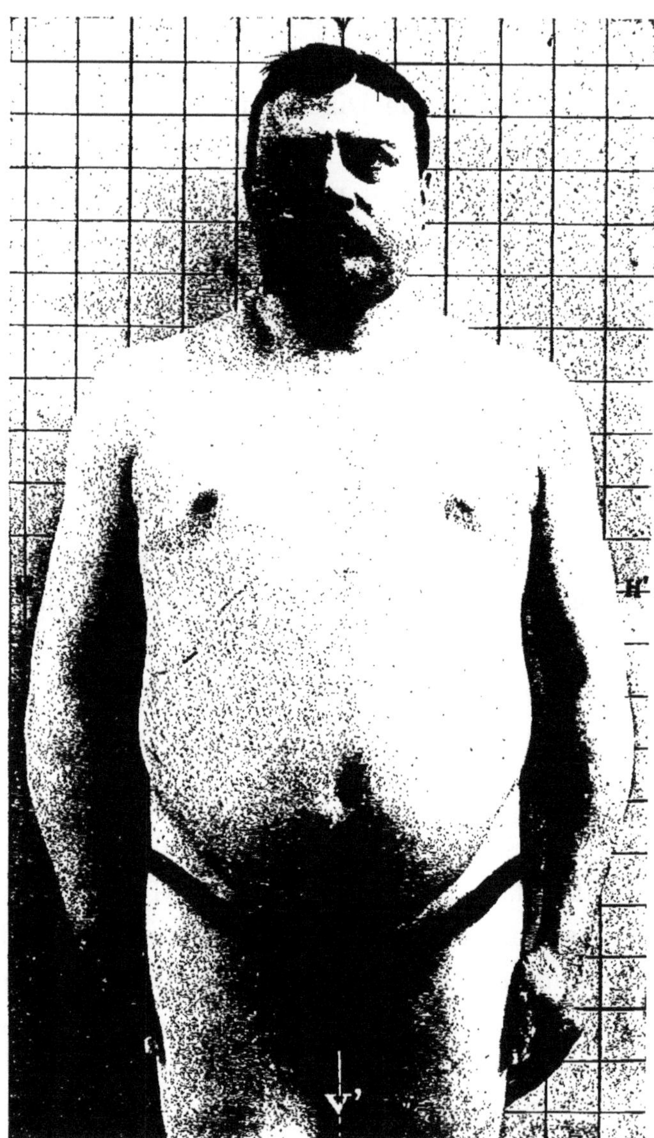


FIG. 62. — TYPE DIGESTIF.

Vue de face, debout. X..., 36 ans, de père normand et de mère flamande.
(*Photographie stéréométrique à 1/7.*)

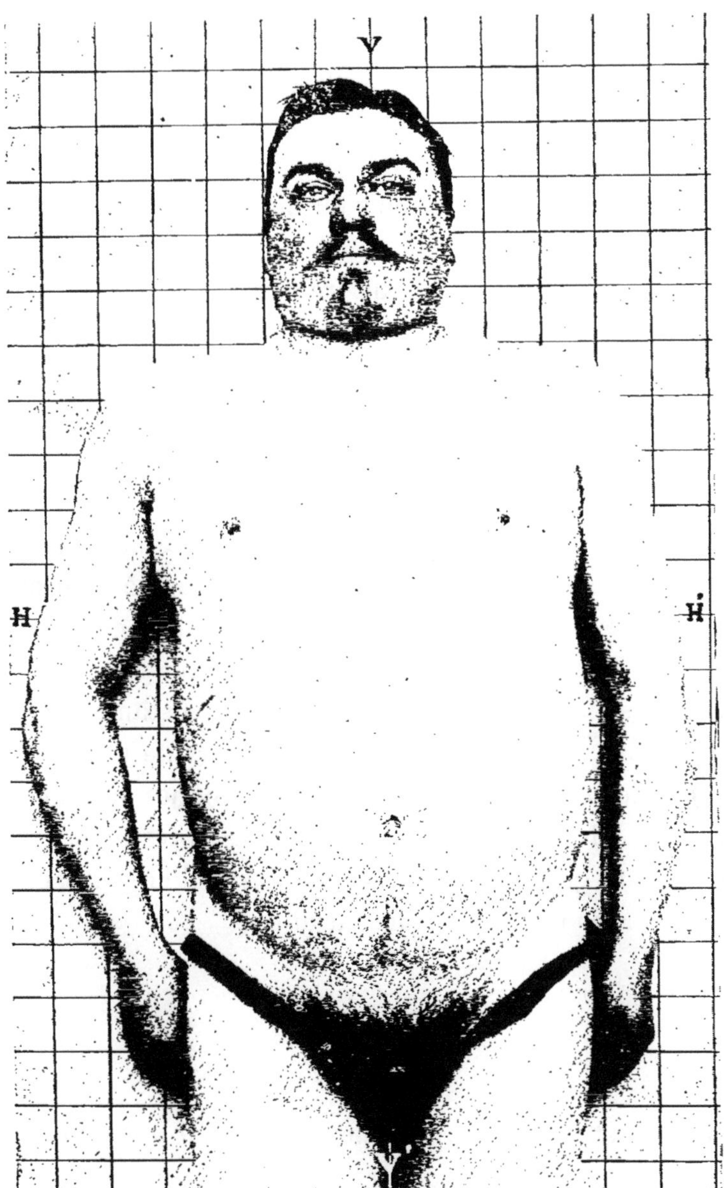


Fig. 63. — Type Digestif.

Même sujet que fig. 62. Vue de face, couché.

Le sternum réduit ne descend pas au tiers de la ligne qui unit la fourchette sternale au pubis. Les fausses côtes sont comme rejetées en dehors, et l'angle de Charpy, qu'elles forment par leur réunion au sternum sur la ligne médiane, est à grande ouverture, plus ou moins obtus, mais dépassant presque toujours 90°.

Sur la région abdominale, remarquable par sa grande hauteur, l'ombilic se trouve bas situé, de sorte que le tiers moyen du tronc, compris entre la pointe ou apophyse xiphoïde du sternum et l'ombilic, est la partie la plus développée.

Lorsqu'on pratique l'examen de profil, les faibles dimensions du thorax sont encore plus apparentes. Le bord inférieur des fausses côtes se trouve souvent à cinq ou six travers de doigt de la crête iliaque, alors que ces deux repères osseux se touchent parfois, chez le Respiratoire, ainsi que nous l'avons déjà vu, et ne sont distants, chez le Musculaire, que de deux ou trois travers de doigt.

Dans le décubitus horizontal, cette distance paraît encore agrandie. Il se forme entre les fausses côtes et les crêtes iliaques un grand espace mou, au niveau duquel il est facile de palper les reins, et le foie à droite.

## 4° Membres.

Le Digestif qui se rapproche du type pur a des membres courts, sans reliefs musculaires, arrondis et potelés. Sur les 100 individus dont nous avons recueilli les mensurations (consignées plus loin), une vingtaine environ possédaient des membres auxquels ces caractéristiques pussent être

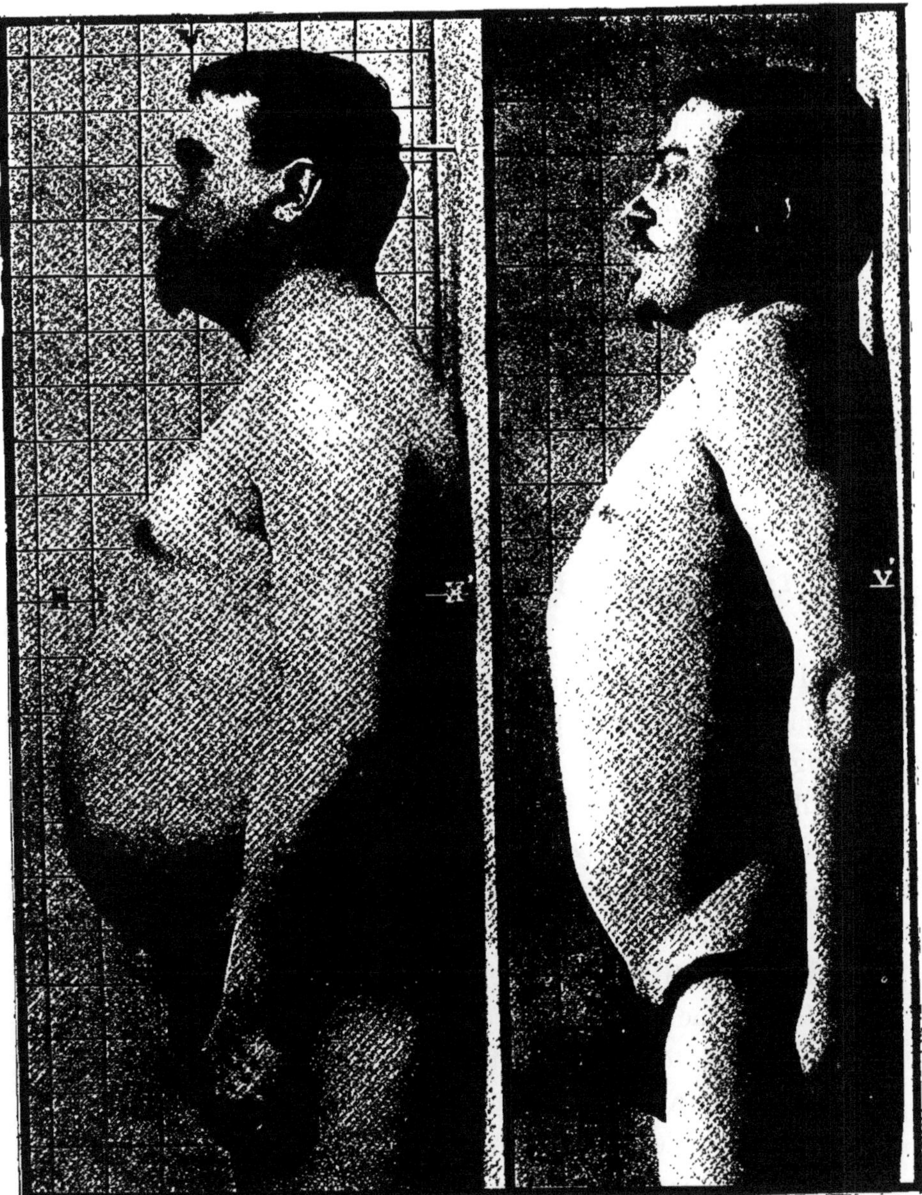

Fig. 64. — Type Digestif.

Vue de profil. Même sujet que fig. 62 et 63. A droite, position couchée; à gauche, debout. Noter la largeur de l'espace compris entre les fausses côtes et la crête iliaque gauche.

attribués. Les autres, dont beaucoup avaient des membres énormes, appartenaient au type Digestif-musculaire.

Sur ces 100 Digestifs plus ou moins purs, l'envergure a été trouvée grande 62 fois, en raison surtout des grandes dimensions du diamètre biacromial que la moyenne numérique nous indique comme étant égal à 0 m. 3876, chiffre que nous n'avons jamais observé chez les autres types et qui est très élevé par rapport à la taille.

Il semble que le thorax soit refoulé en haut par le développement massif de l'abdomen et qu'il ne puisse s'accroître que dans le sens transversal.

## Types mixtes fournis par le Type Digestif.

Il se combine avec tous les autres types. Un certain nombre d'athlètes (poids lourds) appartiennent au type Digestif-musculaire. Ce dernier type est particulièrement utile à connaître à cause de sa fréquence; il correspond presque toujours au Digestif *dilaté* et constitue une *variété massive* très répandue.

De taille en général élevée, les Digestifs-musculaires n'ont de petit dans l'ensemble du corps que le buste, en raison d'une sorte de tassement du tronc et du cou, précocement dilatés, mais dont le développement rapide a été vite arrêté. Au contraire, les membres et la tête sont remarquables par le développement de toutes leurs dimensions. Ces individus subissent la dégénérescence graisseuse presque immédiatement après la croissance proprement dite. Un grand nombre même sont gras déjà étant enfants. Vers 30 ou 40 ans ils atteignent de 90 à 100 kilos et dépassent

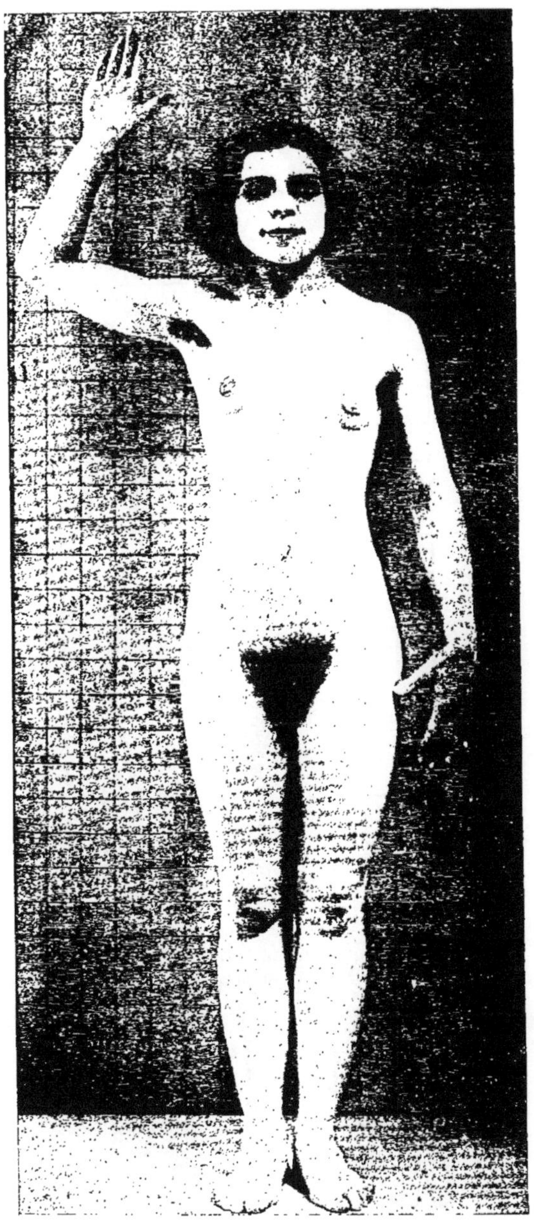

Fig. 65. — Type Digestif (un peu grossier).

S. S..., 21 ans, Chilienne, d'origine espagnole. (*Photographie stéréométrique à 1/10, réduite à une hauteur de* 0 *m*. 15.) Outre la face très caractérisée par son développement mandibulaire, la largeur de la bouche, la lèvre lippue, noter les faibles proportions du thorax et l'énorme développement abdominal dans le sens de la hauteur. L'apophyse xiphoïde est marqué au crayon dermographique.

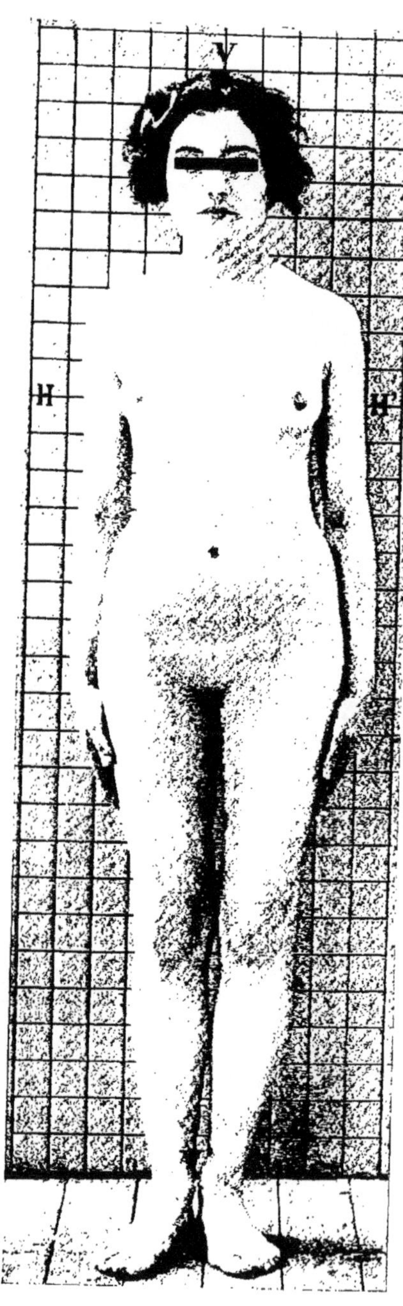


FIG. 66. — TYPE DIGESTIF.

Vue de face, debout. R. L..., 28 ans, née à Reims. (*Photographie stéréométrique à 1/10.*) Le thorax est court, l'abdomen large, le tronc tassé.

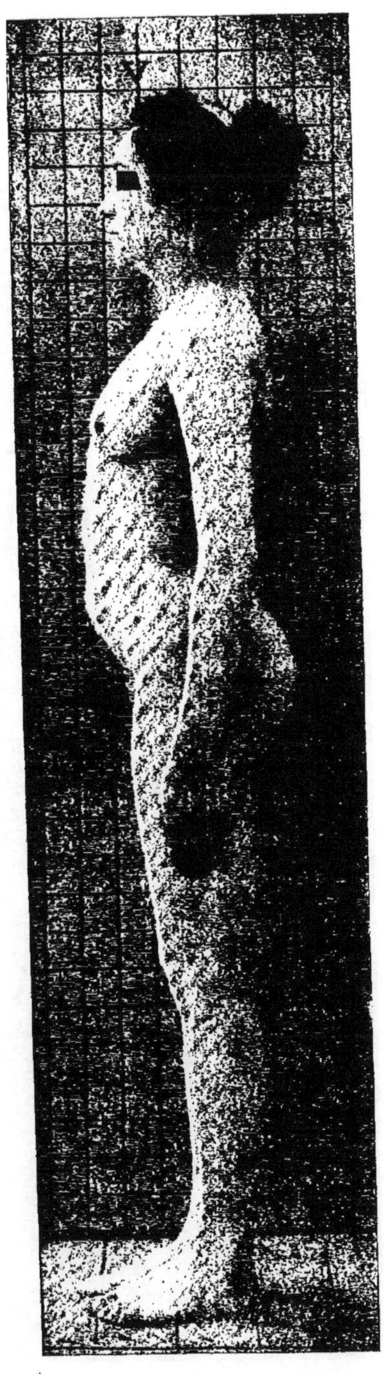

Fig. 67. — Type Digestif.
Vue de profil. Un grand espace existe entre les fausses côtes et la crête iliaque gauche.

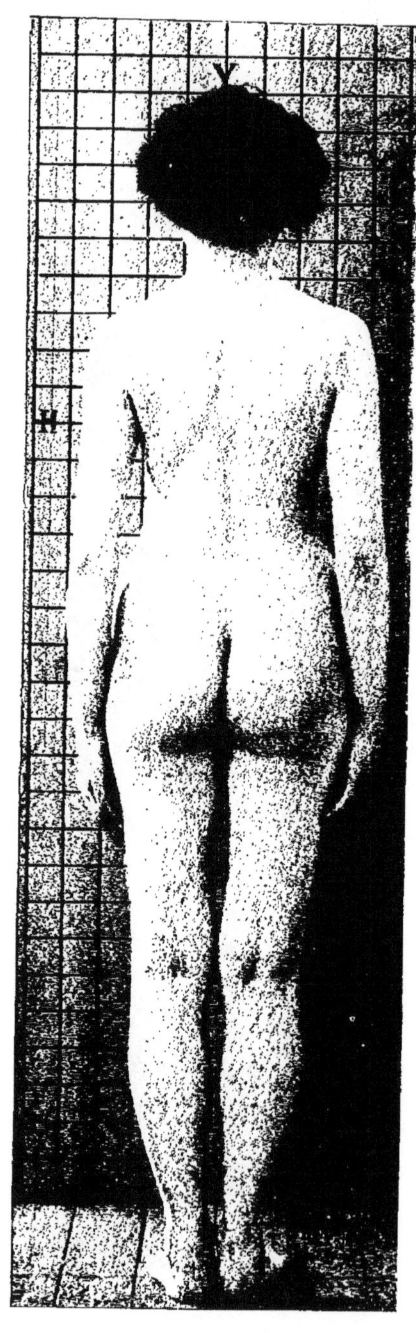


Fig. 68. — Type Digestif.

Vue dorsale. Même sujet que fig. 66 et 67. On voit à gauche l'angle mandibulaire. La région fessière a plus d'ampleur que la région thoracique.

rarement l'âge de 60 à 65 ans, même s'ils sont dans des conditions relativement favorables.

## Variations sexuelles.

Il n'y en a pas à signaler; les caractéristiques de la Digestive sont les mêmes que celles du Digestif (voir plus loin aux Annexes); sur 255 femmes françaises, nous les avons rencontrées dans la proportion de 19 p. 100.

Nous devons indiquer toutefois que le diagnostic morphologique est, comme chez la Respiratoire, très facile avec un examen de dos. Dans le type que nous étudions la région fessière l'emporte par son volume et parfois par sa hauteur sur les dimensions du thorax.

La Digestive, aux contours arrondis, potelés, possède une grâce un peu molle.

Trop souvent le bassin très large et le thorax très court donnent à la taille un aspect tassé que nos yeux, habitués à l'harmonie du buste de la Musculaire et à la grâce de celui de la Respiratoire, trouvent, en général, peu esthétique.

## Coup d'œil sur l'évolution du Digestif.

L'évolution morphologique du Digestif plus ou moins mixte doit nous arrêter de préférence, en raison des considérations exposées plus haut, le type pur étant d'une extrême rareté dans le milieu parisien.

Lorsque le ventre commence à se projeter, le centre de

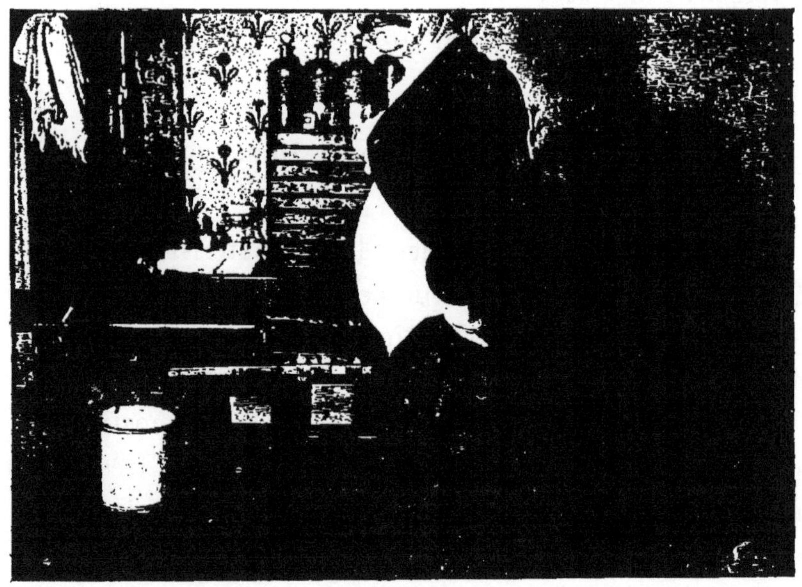

FIG. 69. — VARIABILITÉ DE LA FORME BADOMINALE.
Ventre dit « *en tonneau* ». Station droite, profil.

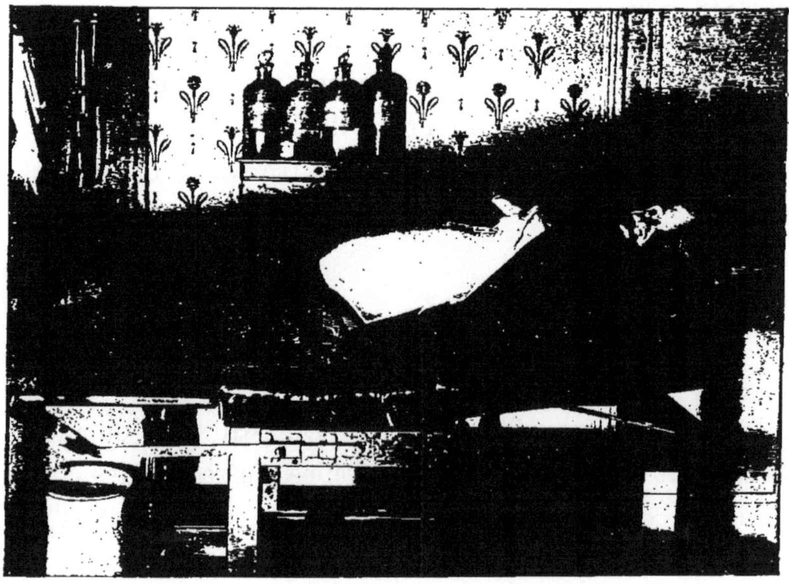

FIG. 70. — VARIABILITÉ DE LA FORME ABDOMINALE.
Ventre dit « *en tonneau* ». Station couchée, profil. Même sujet que fig. 69.

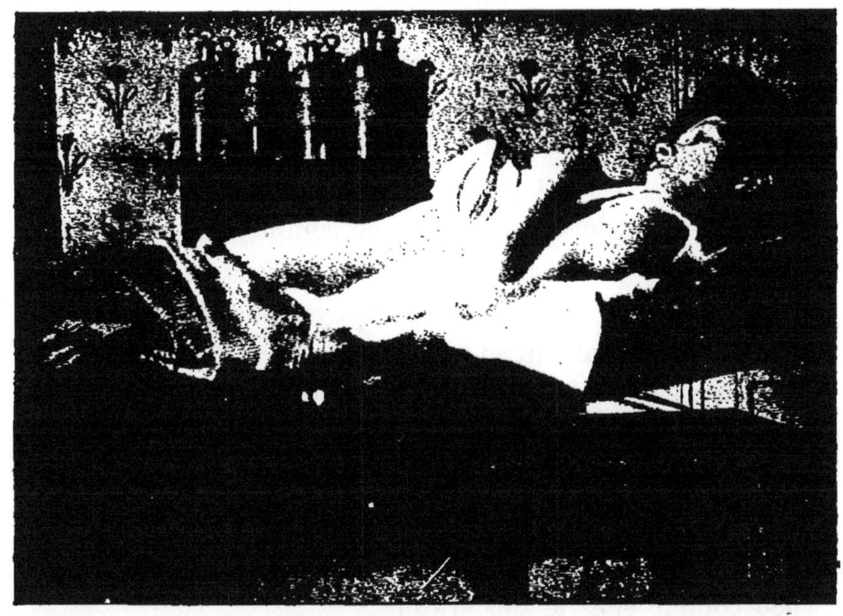

FIG. 71. — VARIABILITÉ DE LA FORME ABDOMINALE.
Ventre dit *en S couché.*

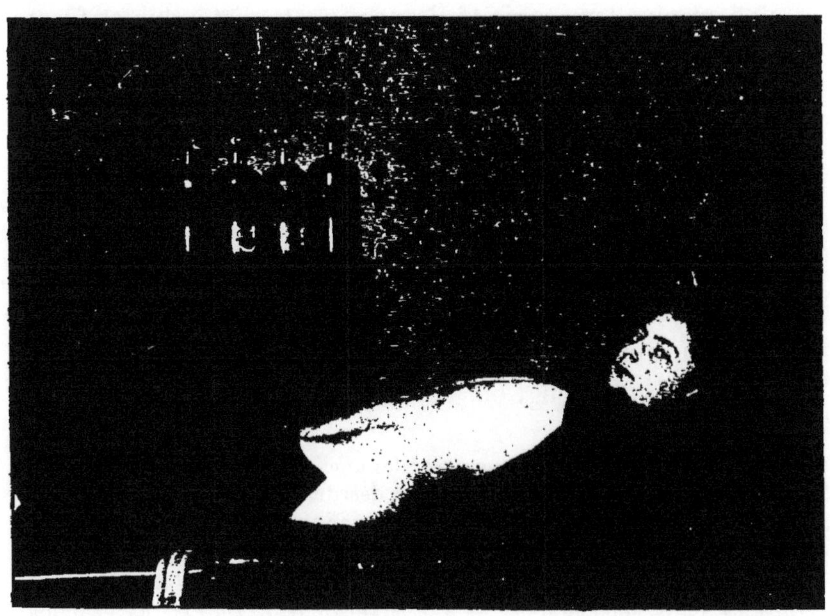

FIG. 72. — VARIABILITÉ DE LA FORME ABDOMINALE.
Ventre dit *en îlot.*

gravité du corps se trouvant naturellement déplacé dans le même sens, la colonne vertébrale se redresse pour contre-balancer l'effet de la pesanteur et limiter la projection de l'abdomen : le sujet paraît grandir.

Cette période est celle de la compensation digestive parfaite; elle se reflète dans un habitus extérieur très caractérisé. Le port de tête, la physionomie décèlent un bien-être général entretenu par un fort appétit, et des digestions faciles. Cette période est courte et suivie le plus souvent d'un déclin rapide.

Plus tard, le ventre, au lieu de se projeter, tombe et entraîne avec lui la base du thorax qui s'affaisse et la colonne vertébrale qui se courbe dans la région dorsale, un peu comme chez le Respiratoire.

La couche graisseuse sous-cutanée tendant à disparaître en même temps que les muscles abdominaux perdent de plus en plus leur tonicité, la peau reste distendue et forme comme un tablier au bas de l'abdomen et jusque sur la racine des cuisses, lorsque l'individu a subi des modifications morphologiques énormes au cours de son évolution (cas fréquent chez les Digestifs mixtes) (fig. 73).

Dans la position couchée, les déformations s'exagèrent encore, elles correspondent à des formes connues en clinique depuis une dizaine d'années sous les noms de ventre en tonneau, puis de batracien, puis en S couché, puis en îlot, puis en cuvette[1] (fig. 69, 70, 71, 72).

1. Les déformations qui succèdent les unes aux autres au cours de l'évolution individuelle ont été longuement décrites par Sigaud et par nous dans des ouvrages ou articles antérieurs, voir par exemple :

1° Les travaux de Sigaud, in *Traité clinique de la Digestion*. Tome I et II. Paris, Doin, 1900 et 1908; — 2° notre *Précis d'Exploration externe du tube digestif*. Paris, Maloine, 1903; — 3° L. Mac-Auliffe, The external examina-

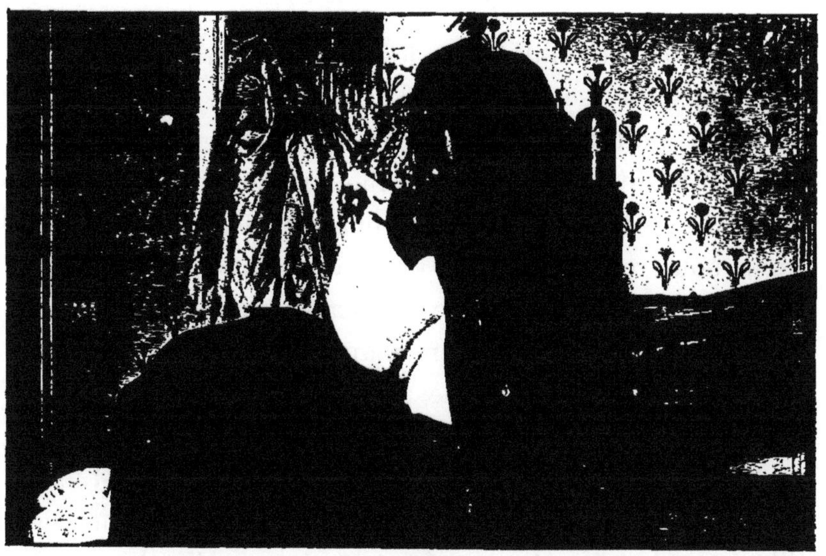

FIG. 73. — VENTRE DIT « EN TABLIER ».

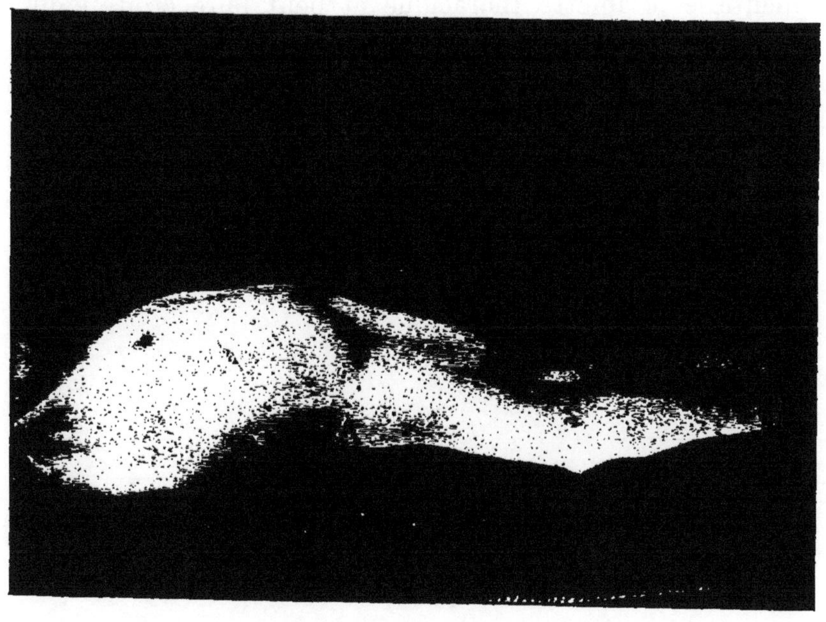

FIG. 74. — AILERONS DU THORAX.
Déformation thoracique due à un ancien gros ventre.

Au début de la dilatation, les fausses côtes sont projetées, le thorax s'évase à sa base.

Si cette dilatation débute de bonne heure chez l'enfant, lorsque le squelette est encore mou, les fausses côtes subissent une déformation spéciale appelée « ailerons du thorax », dont nous reproduisons ici une photographie très curieuse (fig. 74). Dans ce cas la base de la cage thoracique produit en s'évasant, à la partie moyenne, une dépression transversale qui forme comme une rigole, un fossé au-dessous des mamelons.

La forme la plus répandue du déclin organique est, chez le Digestif, le déclin graisseux; d'où la fréquence, même chez l'homme digestif, de seins très développés. Ce développement anormal peut tromper l'observateur, parce qu'il augmente le périmètre thoracique et peut faire croire indument à une grande capacité pulmonaire.

L'hygiène du Digestif est essentiellement alimentaire; elle doit varier avec chaque individu et chaque phase de l'évolution individuelle.

tion of the alimentary canal (*The Lancet*, 5 février 1910); — 4° L. MAC-AULIFFE, L'exploration externe du tube digestif (*Journal des Praticiens*, 25 juin 1910), etc.

# CHAPITRE IV

## LE TYPE MUSCULAIRE

Aspect général du Musculaire. — Mode évolutif de différenciation. — Répartition. — Caractéristiques morphologiques. — Caractéristiques fonctionnelles. — Sous-variétés. — Types mixtes fournis par le type Musculaire. — Variations sexuelles. — Coup d'œil sur l'évolution du Musculaire.

### Aspect général du Musculaire.

La *tête* prolonge une nuque élargie; elle offre un ensemble symétrique, harmonieux, le crâne étant légèrement arrondi et le plus souvent brachycéphale (chez les Français).

Les trois étages de la face[1] sont égaux en longueur et souvent en largeur. Lorsqu'elle est rectangulaire et oblongue, la face du Musculaire correspond au type physiognomonique dit « rectangulaire » de A. Bertillon (fig. 15, 75 et 77); lorsqu'elle est rectangulaire et large, elle est l'équivalent du type « carré » du même auteur (fig. 15 et 76).

1. Voir p. 12, fig. 1.

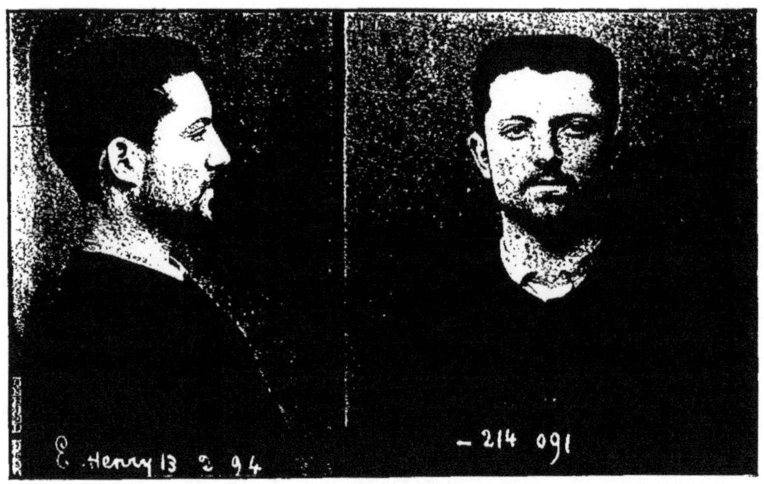


Fig. 75. — Type Musculaire.
Émile Henry. Face rectangulaire.

Le *tronc* a la forme d'un cylindre assez régulier, mais aplati à sa partie postérieure. Deux plans horizontaux pas-

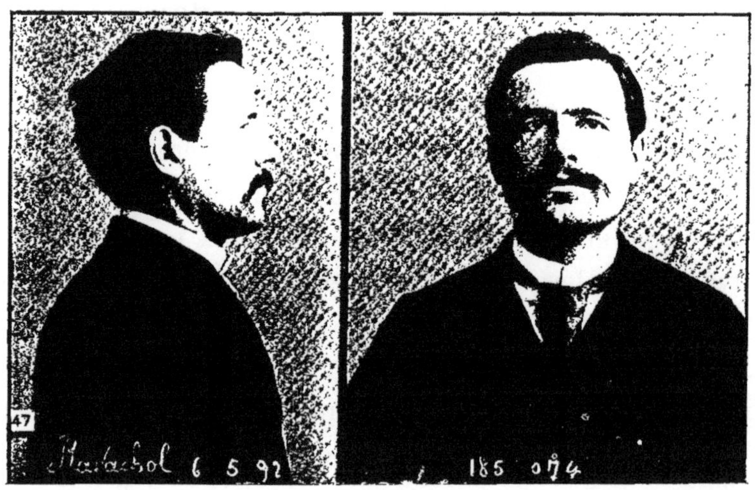


Fig. 76. — Type Musculaire.
Ravachol. Face carrée.

sant, le premier, par l'apophyse xiphoïde et, le second, par l'ombilic le divisent en trois parties à peu près égales.

Le thorax bien développé, et surmonté d'épaules larges et élevées, est de hauteur variable, mais le rebord des fausses côtes est toujours à une certaine distance des crêtes iliaques.

L'abdomen, surtout chez l'adulte jeune, n'est pas sail-

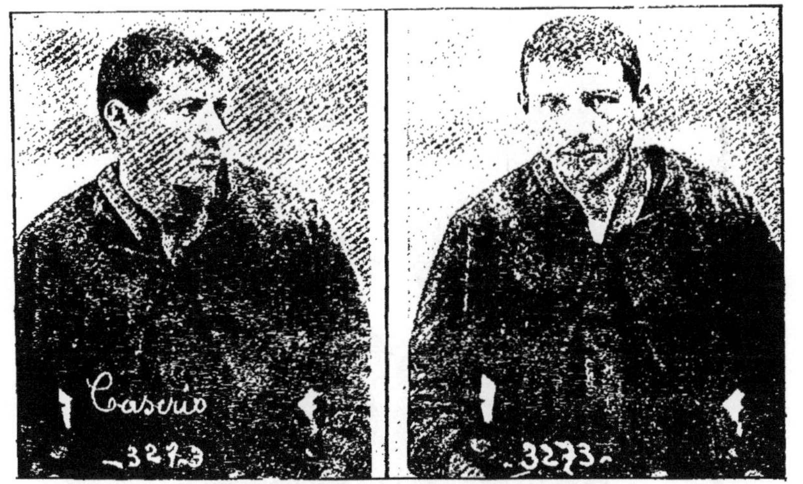


FIG. 77. — TYPE MUSCULAIRE.
Caserio. Face rectangulaire.

lant et correspond à la partie inférieure du cylindre formé par le tronc.

Les *membres* sont remarquables par leur relief accusé et leurs fines attaches.

## Mode évolutif de différenciation.

Ce type dont la perfection répond à l'idéal classique de la beauté corporelle, et qui a fourni aux Grecs le canon de leur statuaire, a été décrit pour la première fois, ainsi que les trois autres du reste, dans un ouvrage bien connu des cliniciens et appelé à faire époque : *Les Origines de la Maladie,* par C. Sigaud et Léon Vincent[1].

Les sports et l'exercice physique affinent ce type morphologique, et, ainsi que nous l'avons dit plus haut, il ne se

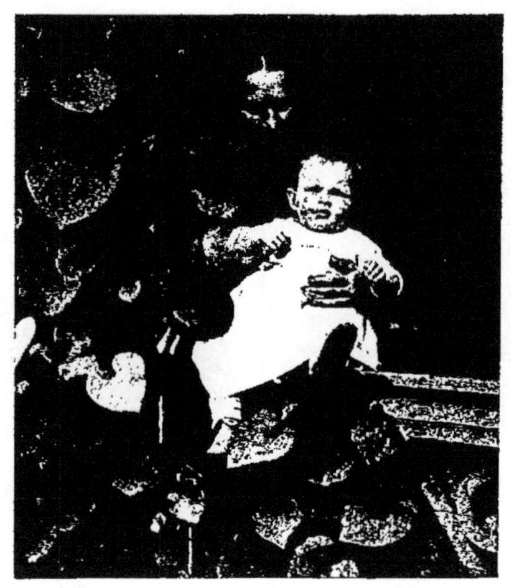

FIG. 78. — TYPE MUSCULAIRE.
Enfant de treize mois déjà très différencié. Remarquer la face carrée.

différencie nettement — sauf chez quelques précoces (fig. 78), qui meurent en général prématurément — qu'à la fin de la période de développement ontogénique post-fœtale (période de formation de Sigaud), c'est-à-dire à l'époque de la puberté. Un jeune sujet ne se révèle comme Musculaire qu'entre seize et dix-huit ans dans l'immense majorité des cas.

1. Paris, Lyon, Maloine, 1906 (*épuisé*).

La clinique vient donc à l'appui de l'observation faite par Quételet et Godin, que les membres et le crâne sont, de tous les segments du corps, ceux qui atteignent le plus tardivement leurs dimensions définitives.

## Répartition.

De tous les types morphologiques, celui-ci est peut-être le plus répandu; il a existé à toutes les époques et se présente dans d'inégales proportions et avec une pureté plus ou moins grande dans les différentes races, ce qui s'explique facilement par les nécessités de la lutte pour la vie.

Des mensurations pratiquées sur plus de 200 individus, dont 100 soldats du 104e régiment d'infanterie et 100 aliénés, épileptiques et idiots du service du Dr A. Marie, à l'Asile de Villejuif, permettent de considérer que le Type Musculaire contribue pour une proportion d'environ 47 p. 100 à la formation de la population française. (Les proportions exactes fournies par nos mensurations sont 49 p. 100 pour les soldats et 46 p. 100 pour les aliénés.)

Les régiments d'infanterie peuvent en effet être regardés, depuis le nouveau règlement sur le recrutement de l'armée, comme reflétant l'ensemble de la population française; les mêmes conditions sont remplies par les malades qui peuplent un asile d'aliénés. Il est inutile d'ajouter sans doute que, dans une population aussi mêlée que celle de notre pays, le Type Musculaire, comme d'ailleurs tous les autres types, ne se rencontre pas fréquemment à l'état pur.

Nous n'avons pas de données définitives sur la proportion respective de Musculaires fournie par chacun des sexes.

Ces proportions paraissent cependant être équivalentes.

Sur 100 femmes françaises, étudiées par nous à Paris, et en majorité parisiennes, nous avons observé 45 Musculaires p. 100.

Par contre, à l'Asile de Maison-Blanche, dans les services des Drs Bonnet et Trénel, nous n'en avons compté que 35 p. 100. Nous nous sommes trouvés dans l'impossibilité de mesurer des femmes placées dans des conditions de milieu analogues à celles où évoluent la majorité des soldats observés avec M. le médecin-major de 1re classe Thooris. Il est fort probable que, s'il nous est donné de mensurer des campagnardes, nous retrouverons chez elles une proportion de Musculaires aussi élevée que celle observée chez les soldats d'infanterie.

Au reste, l'action des milieux présents et passés permettrait de comprendre que la proportion de Musculaires fut moindre dans le sexe féminin. La femme a, en général, une vie plus sédentaire que l'homme; elle a moins que lui l'occasion d'exercer ses muscles.

## Caractéristiques morphologiques.

### 1° Tête.

a) *Caractères squelettiques*[1]. — Vu de face, l'ensemble du squelette crânien est rectangulaire. Si l'on coupe la

1. Nous signalerons comme crânes de Musculaires : 1° dans les galeries d'Anthropologie du Muséum, vitrine des Arabes, n° 11.069 et n° 11.070; vitrine des Hindous : Hindou du Bengale (n° 1987); 2° au musée Broca : Mérovingien de Langres (n° 3), n° 533; Gaulois-Vandérencourt, n° 7, Musée de Saint-Germain, n° 370; un crâne sans numéro de la série des fouilles de Paris; le crâne de Gagny, assassin.

ligne axiale de la face par trois plans passant le premier par la *partie supérieure des bosses frontales,* le deuxième par la *partie médiane de la glabelle,* le troisième par le *point spinal* (épine nasale antérieure), le quatrième par le *point mentonnier,* les trois étages ainsi délimités sont sensible-

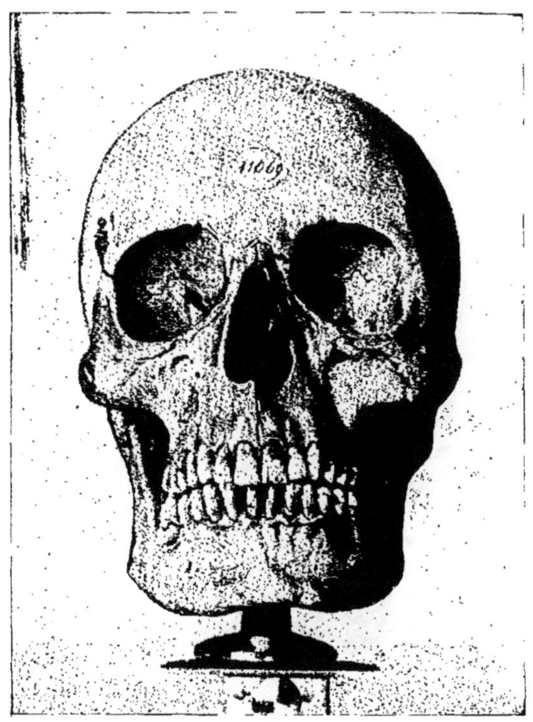

FIG. 79. — CRANE DE MUSCULAIRE
(Galeries d'Anthropologie du Muséum).
Noter l'aspect rectangulaire du crâne.

ment de hauteur égale (fig. 79). Lorsque le crâne est bien mis en position d'examen, le *stéphanion,* point où la suture fronto-pariétale ou coronale croise la ligne temporale, le *point malaire* (répondant au point culminant de la face externe de l'os malaire) et le *gonion* (sommet de l'angle du maxillaire inférieur) sont sensiblement sur le même plan.

Examinée de profil, la partie inférieure de la face exocrânienne du frontal est franchement verticale sans que la glabelle et les sinus paraissent particulièrement développés. Le prognathisme facial est en général peu marqué;

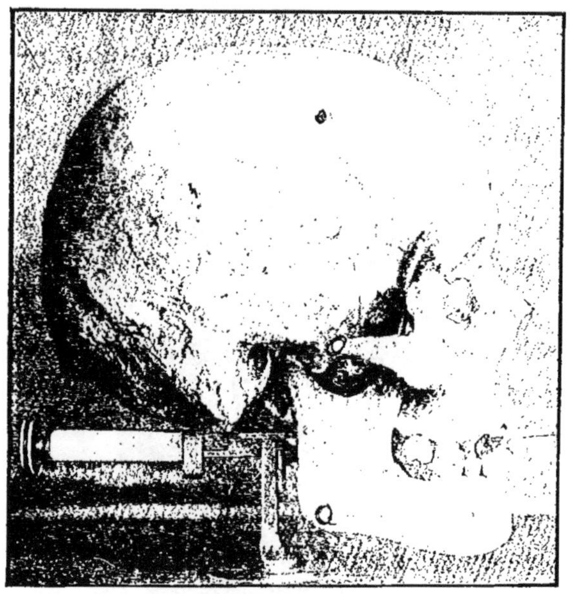

FIG. 80. — CRANE DE MUSCULAIRE.
Vue de profil. Même crâne que fig. 79. Remarquer le front vertical.

le plus souvent il existe plutôt une tendance à l'orthognathisme (fig. 80).

Les lignes d'insertion et les points d'attache musculaires sont bien délimités et saillants; il importe d'observer cependant que la mandibule, tout en portant la trace de muscles vigoureux, n'est pas remarquablement développée, et qu'en particulier le gonion n'est pas déjeté en dehors par les insertions massétérines. De même, la branche montante du maxillaire inférieur n'atteint pas de dimensions remarquables.

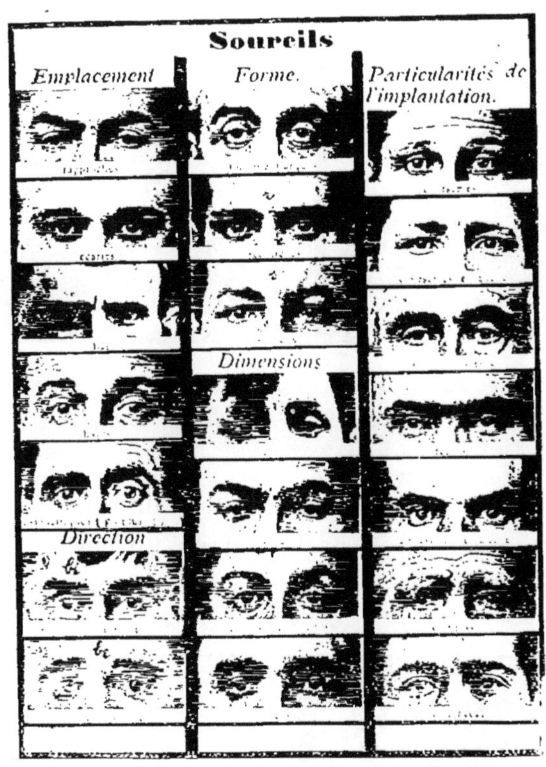


FIG. 81. — CARACTÈRES VARIABLES DES SOURCILS.
Chez le Musculaire les sourcils sont fournis, bas et rectilignes.
Nous verrons que, chez le Cérébral, ils sont arqués.

b) *Caractéristiques de la face sur l'homme vivant.* — Celles-ci sont faciles à étudier sur quelques photographies de criminels ou de vagabonds que nous avons reproduites ici et qui nous ont été obligeamment confiées par M. A. Bertillon (fig. 82, 83, 84).

L'ensemble de cette face peut s'inscrire, ainsi que nous

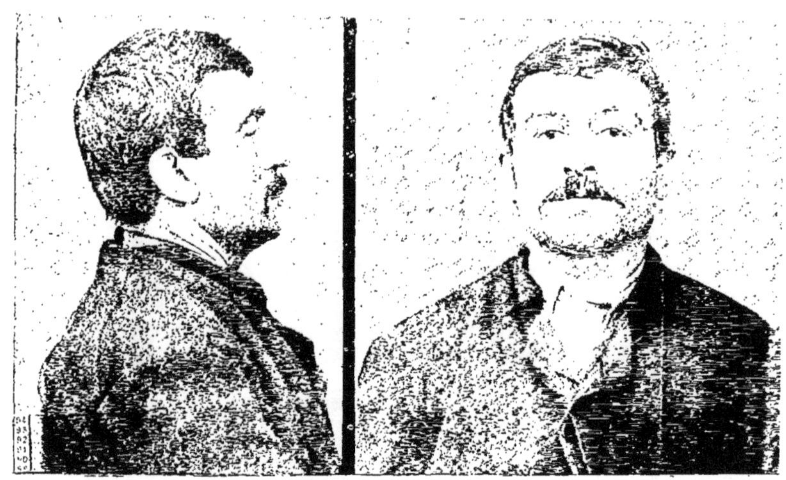

FIG. 82. — TYPE MUSCULAIRE A FACE CARRÉE.
(*Collection du Service d'Identité judiciaire.*)

l'avons dit déjà antérieurement, dans un rectangle à grand axe vertical et parfois dans un carré. De même, nous rappelons que la principale caractéristique physio-

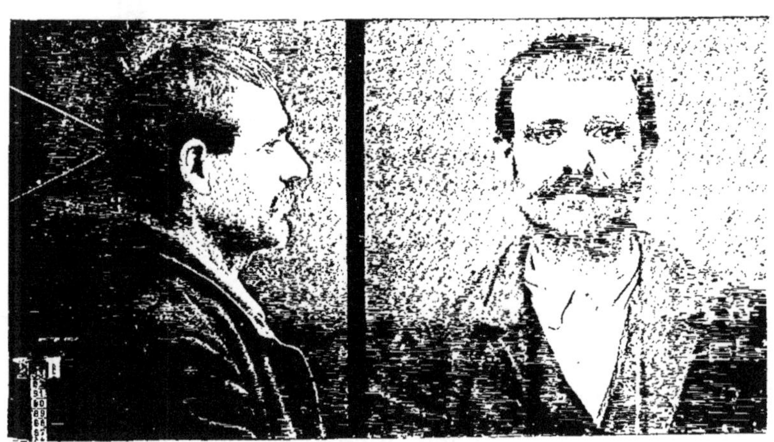

FIG. 83. — TYPE MUSCULAIRE A FACE CARRÉE.
(*Collection du Service d'Identité judiciaire.*)

gnomonique du Musculaire est l'égalité respective des zones cérébrale, respiratoire et digestive de la face.

L'insertion frontale des cheveux est rectangulaire (fig. 56); elle délimite un front moyen dont les limites latérales sont sur le même plan que les arcades zygomatiques et la région massétérine. Les sourcils sont bas et rectilignes, longs et drus quand l'individu est en plein équilibre physiologique (fig. 81).

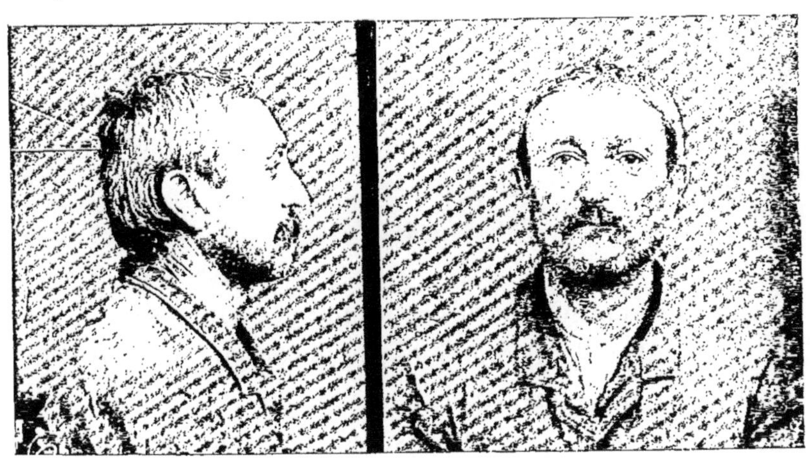

FIG. 84. — TYPE MUSCULAIRE A FACE RECTANGULAIRE.
(*Collection du Service d'Identité judiciaire.*)

Envisagé de profil, le front est de hauteur moyenne, d'inclinaison verticale ou intermédiaire (fig. 113), les arcades sourcilières sont moyennes ou légèrement proéminentes (fig. 113).

Le nez est de hauteur, de largeur et de saillie moyennes (fig. 27); son dos appartient au type rectiligne sinueux ou non. La profondeur de la racine est moyenne; la base du nez est horizontale dans l'immense majorité des cas; elle est quelquefois légèrement relevée et plus rarement légèrement abaissée. L'ouverture des paupières est moyenne verticalement et horizontalement (fig. 29); moyennes aussi les dimensions de la bouche et celles du menton qui n'est ni fuyant, ni saillant (fig. 57 et 58).

Nous avons signalé dans la première partie de cet ouvrage les liens morphologiques qui unissent le revêtement cutané et l'appareil musculaire proprement dit; il n'est donc pas étonnant de constater que le Musculaire est souvent remarquable par le velu de son habitus; le système pileux de la face, en particulier, est souvent très développé, et « une barbe de fleuve » nous a souvent permis au début de nos études de diagnostiquer un Musculaire.

## 2° Cou.

Quelques considérations anatomiques s'imposent. Nous donnons naturellement au mot cou son acception habituelle, c'est-à-dire que nous circonscrivons la région cervicale de la manière suivante: — limites supérieures: en avant, le bord inférieur du maxillaire inférieur et le bord postérieur de la branche montante; en arrière, une ligne à peu près horizontale, qui part de l'articulation temporo-maxillaire, longe la base de la mastoïde et, par la ligne occipitale supérieure, aboutit à la protubérance occipitale externe (inion); — limites inférieures : en avant, le bord supérieur du sternum et les deux clavicules; en arrière, une ligne transversale conventionnelle comprise entre les deux articulations acromio-claviculaires et passant par l'apophyse épineuse de la 7e vertèbre cervicale.

Ainsi qu'on peut s'en rendre compte en jetant les yeux sur une planche anatomique représentant une coupe horizontale du cou passant par la 7e vertèbre cervicale (fig. 86), la région cervicale est presque exclusivement musculaire en arrière du sterno-cléido-mastoïdien (scalènes sur les côtés, muscles de la nuque). La prédominance musculaire doit donc être recherchée dans la région postérieure, au niveau

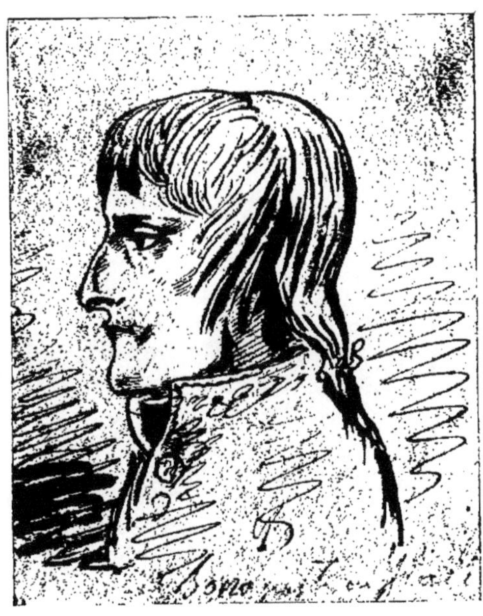

Fig. 85. — Bonaparte.

Dessin du baron Gros. Ce portrait (l'un des meilleurs, fait avant le déclin graisseux) permet de classer Bonaparte parmi les Musculaires à face carrée.

de la nuque et dans les parties latérales du cou plus que dans la région dite trachélienne.

Morphologiquement, les lignes latérales du cou sont fournies surtout par le sterno-cléido-mastoïdien et en particulier par le faisceau cléido-occipital de ce muscle. Cette partie du cou emprunte en outre du relief au développement remarquable des scalènes, développement qui est visible, bien que ces muscles soient situés sur un plan profond. Le trapèze, soulevé lui-même par les muscles situés au-dessous de lui, donne à la nuque un aspect rigide. Il semble que sur toute cette région massive et charnue soit étendu un voile épais dont les limites latérales, véri-

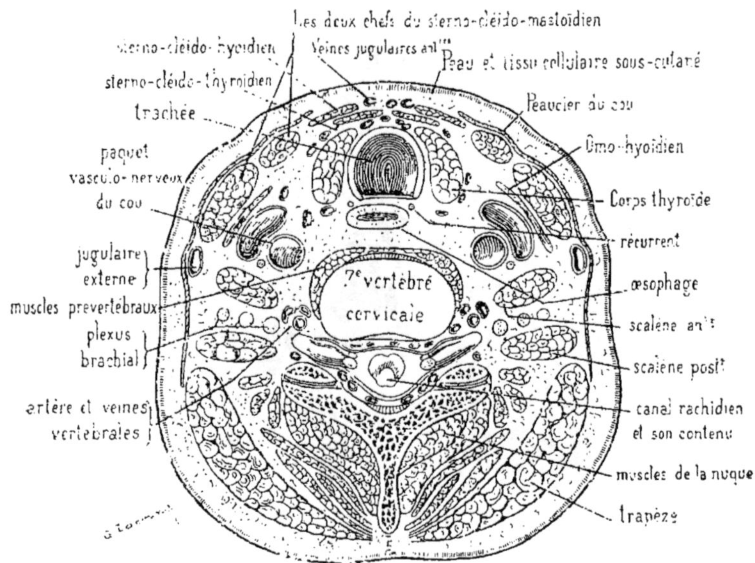


Fig. 86. — Coupe horizontale du cou passant par la 7e vertèbre cervicale.

tables pans rectilignes, montent sans évasement vers les apophyses mastoïdes.

Envisagée de profil et de face, la région trachélienne n'offre pas de saillie notable du cartilage thyroïde. Le larynx n'est pas saillant.

Quelques individus appartenant au Type Musculaire ont un cou très allongé surmonté d'une tête de petites dimensions; il résulte parfois de cet ensemble un aspect reptilien que l'un de nous a désigné sous le nom de « tête de couleuvre », mais qui n'est pas spécial au type que nous étudions[1]. Enfin le cou doit encore être apprécié dans deux de ses dimensions, la longueur et la largeur.

Si l'on en croit quelques anatomistes autorisés, la longueur du cou est à peu près la même chez tous les sujets. C'est ainsi que Testut et Jacob considèrent les expressions bien répandues de « cou long » et de « cou court » comme assez mal justifiées. Cette longueur est représentée, en effet, nous disent ces auteurs, par la hauteur de la colonne cervicale : or, la colonne cervicale, mesurée sur le squelette, ne présente dans ses dimensions verticales que des variations minimes. Par contre, la largeur du cou est extrêmement variable. Elle dépend, en effet, non des dimensions horizontales du squelette axial, mais du développement des masses musculaires ou adipeuses qui l'entourent, lequel développement est très différent suivant les sujets.

Richet émet une opinion analogue : « Quelle différence, écrit-il, entre le cou de ces athlètes herculéens qui paradent dans nos foires publiques, et celui de ces pauvres créatures amaigries par la misère et par l'inaction! » « On conçoit sans peine, disent enfin Testut et Jacob, qu'un sujet fortement musclé et doué d'un certain embonpoint paraisse avoir un cou court; qu'un cou long, au contraire, soit l'apanage d'un sujet de constitution faible et plus ou moins amaigri. Les expressions précitées, on ne saurait trop le répéter, n'ont aucune valeur réelle, mais seulement une valeur relative. »

1. Voir par exemple la photographie facile à se procurer, puisqu'elle a été reproduite en carte postale illustrée (E. *L.* D. 47 *Sport*), de l'athlète de natation Tartakover.

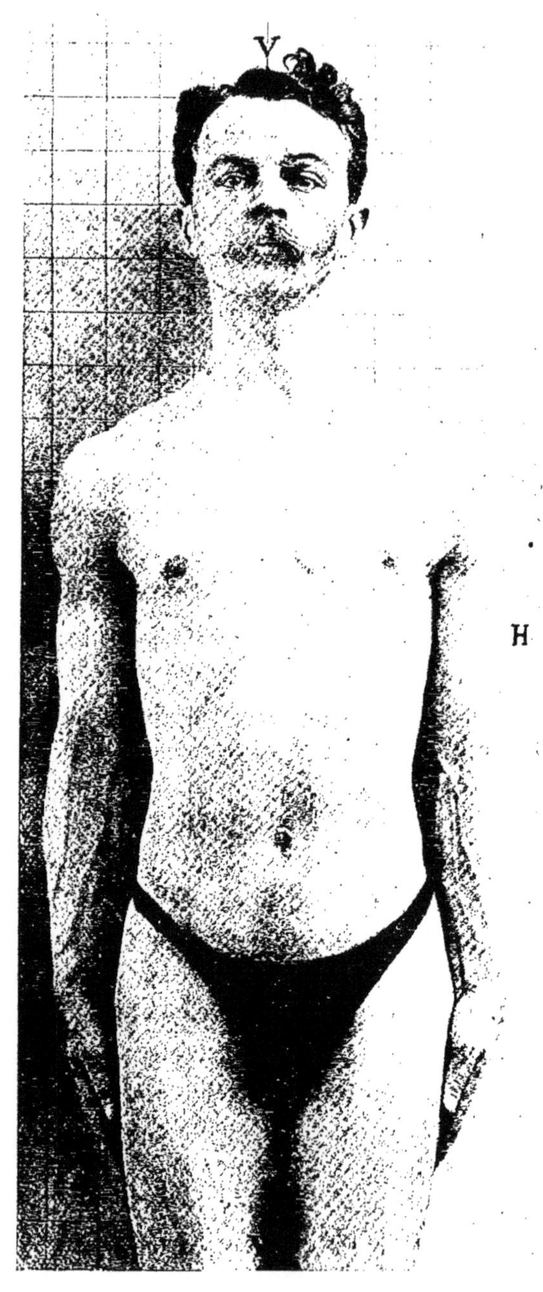


FIG. 87. — TYPE MUSCULAIRE.
M. B..., 30 ans, athlète suédois. (*Photographie stéréométrique à 1/7.*)
Vue de face, station droite.

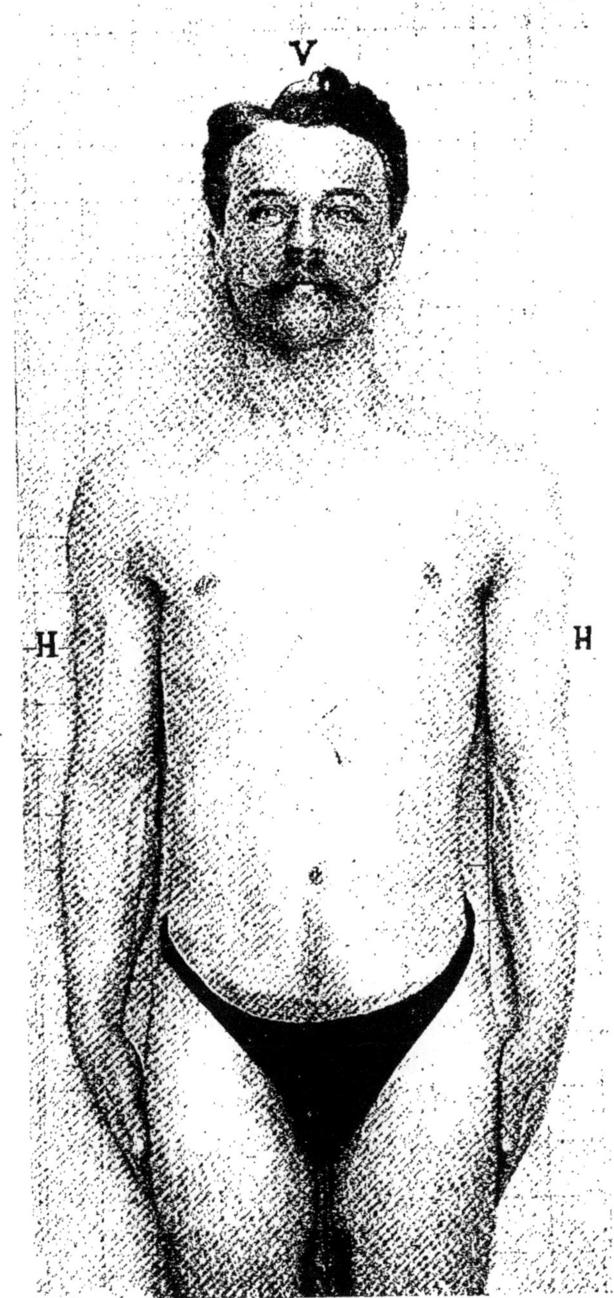


Fig. 88. — Type Musculaire.

Même sujet que fig. 87. Vue de face, dans la position couchée. Le tronc rectangulaire contient un thorax et un abdomen de dimensions à peu près identiques. Les masses musculaires saillantes sur la photographie précédente s'affaissent un peu dans le décubitus.

Nous nous inscrivons en faux contre ces assertions. Déjà l'un de nos collègues de la Société d'Anthropologie, M. G. Papillault[1], ayant mesuré chez l'homme et chez la femme le segment cervical du rachis (du trou auditif jusqu'au milieu du cartilage placé entre les 7e et 8e corps vertébraux), avait observé une plus-value moyenne d'un demi-centimètre chez l'homme.

Les photographies prises par nous et reproduites ici (photographies stéréométriques sur fond réticulé) confirment ces observations en mettant en évidence de très grandes différences dans la longueur du cou chez les divers individus.

Nous signalons surtout, parmi ces photographies, celle d'un très bel athlète suédois bien connu à Paris, M. Boyesen (fig. 87, Type Musculaire presque pur, mais appartenant à une variété du type sur laquelle nous aurons à revenir plus loin, le Musculaire long), et celle d'un athlète français (voir fig. 9) non moins beau, Musculaire court; il est impossible de ne pas être frappé de la grande différence de dimension verticale du cou de ces deux sujets.

Certains Musculaires anglais sont remarquables par la longueur de leur cou. Les portraits de sir Thomas Lawrence[2], en particulier les célèbres portraits de Miss Macdonald, de lady Mary Bentinck, de Miss Caroline Fry, de the beautiful Miss Croker, du marquis of Londonderry, etc., sont à cet égard très intéressants. Les sculpteurs français du XVIIIe siècle ont aussi fréquemment représenté des Muscu-

1. G. PAPILLAULT, L'homme moyen à Paris. (*Bulletins et Mémoires de la Société d'Anthropologie de Paris*, 5e série, tome III, 1902, fascicule 4, p. 429.)

2. Voir : Sir THOMAS LAWRENCE. London, Georges Newnes, Limited (*Newne's Art Library*).

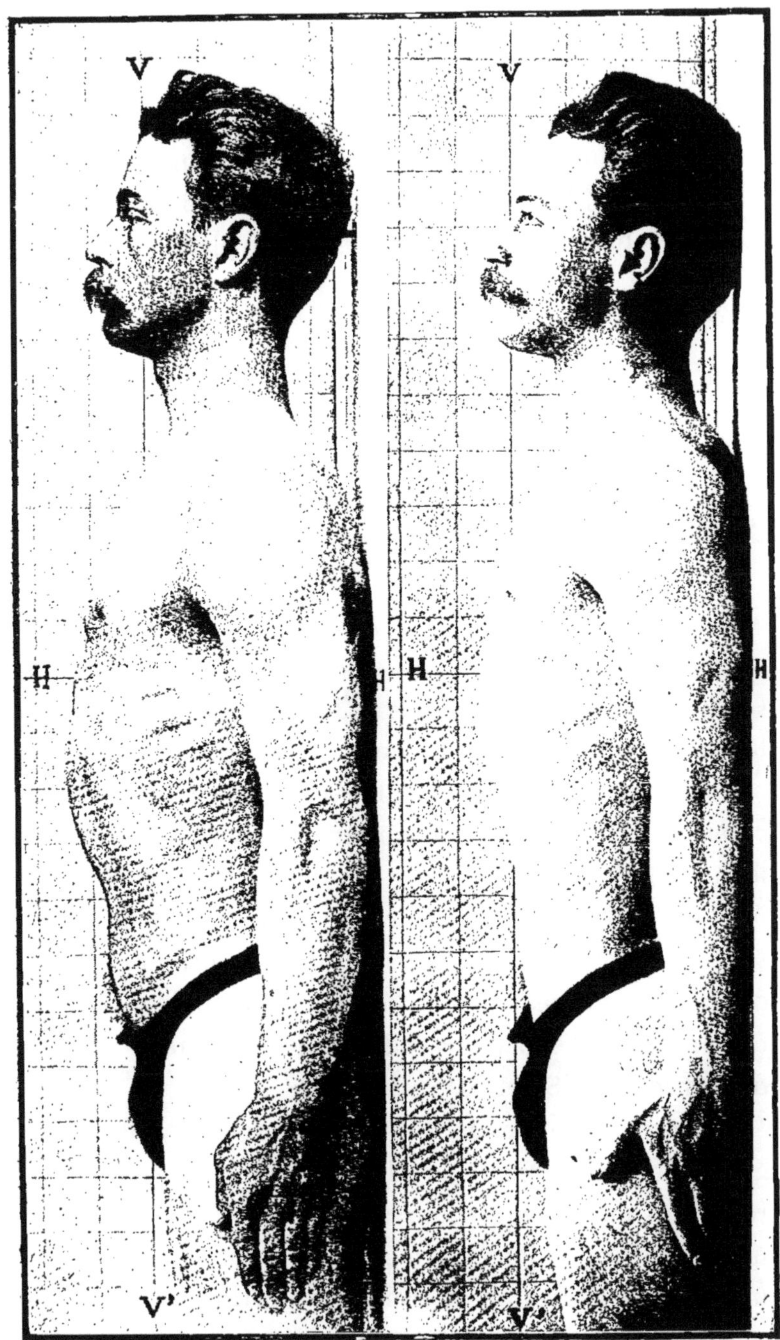


Fig. 89. — Type Musculaire.

Même sujet que fig. 87 et 88. A droite, vue de profil dans la position couchée; à gauche, debout. L'espace compris entre le rebord costal et la crête iliaque gauche est assez grand pour laisser passer trois ou quatre travers de doigt.

laires à cou long. (Voir par exemple la Diane de Houdon.)

Par contre, les dimensions transversales du cou sont souvent notables chez le Musculaire pur en plein équilibre physiologique; ce développement est inhérent à l'importance de la musculature et non, comme le croyait Richet, à un amas graisseux, qu'on ne rencontre *jamais* dans les types purs.

### 3º Tronc.

Le tronc doit être envisagé d'abord de face, puis de profil, enfin de dos.

Dans la position dite du soldat sans armes (les doigts étendus sur la partie médiane de la face externe de la cuisse), la fourchette sternale, la face supérieure des clavicules, les articulations acromio-claviculaires se trouvent, chez le Musculaire, sur le même plan horizontal. La ligne qui fournit la limite latérale du corps, c'est-à-dire celle qui part du creux axillaire pour rejoindre les crêtes iliaques, est droite dans son ensemble comme sur un buste antique. A peine observe-t-on dans la partie inférieure du thorax, au niveau des insertions supérieures du grand oblique, une légère dépression (fig. 87 et 91).

Les crêtes iliaques ne sont ni rapprochées, ni très éloignées des dernières côtes; le bassin n'est pas élargi. Le relief des masses musculaires est bien marqué, surtout au niveau des insertions sternales des grands pectoraux, des insertions costales de la troisième portion du grand dentelé (sur les dernières côtes), des bords des grands droits de l'abdomen.

Néanmoins, ce qui frappe dès l'abord, ce sont la forme ré-

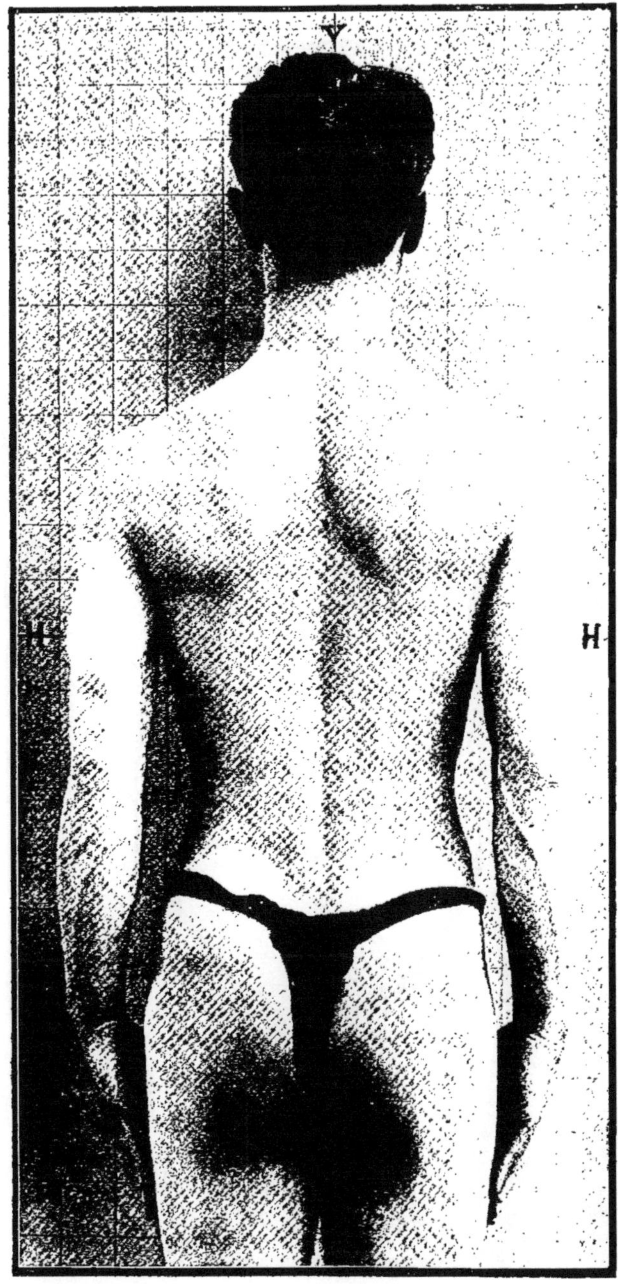


Fig. 90. — Type Musculaire.
Même sujet que fig. 87, 88 et 89. Vue dorsale.

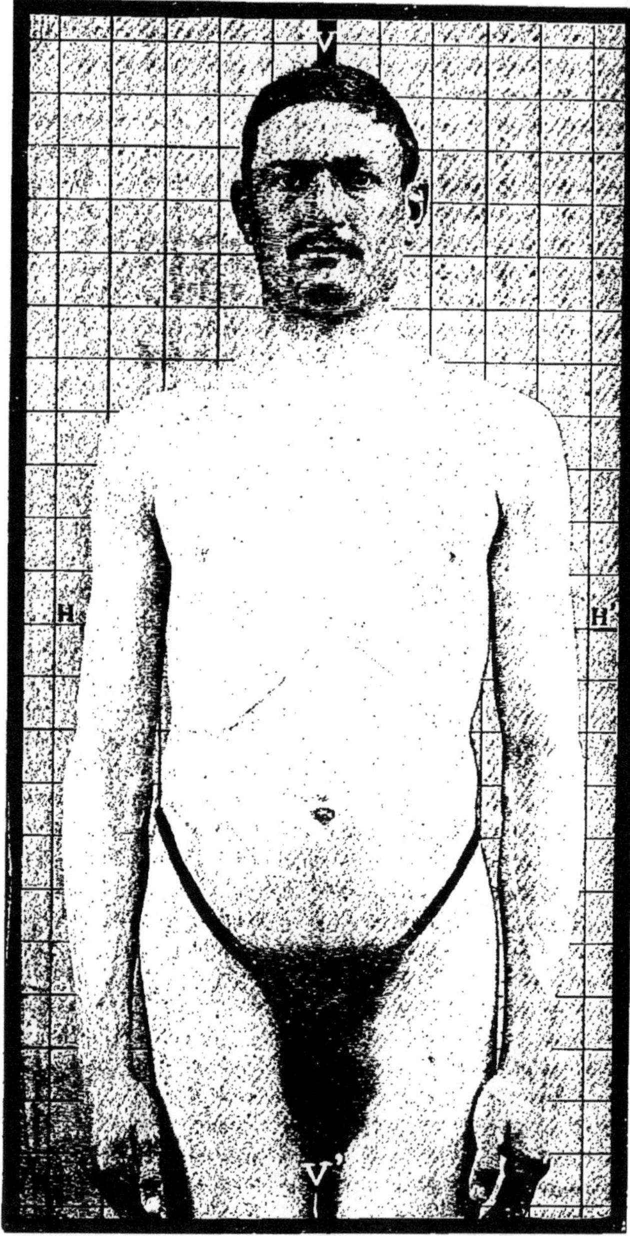


FIG. 91. — TYPE MUSCULAIRE.
Vue de face, debout. X..., cultivateur, 25 ans, originaire de la Sarthe, soldat au 104e régiment d'infanterie. (*Photographie stéréométrique à 1/7.*)

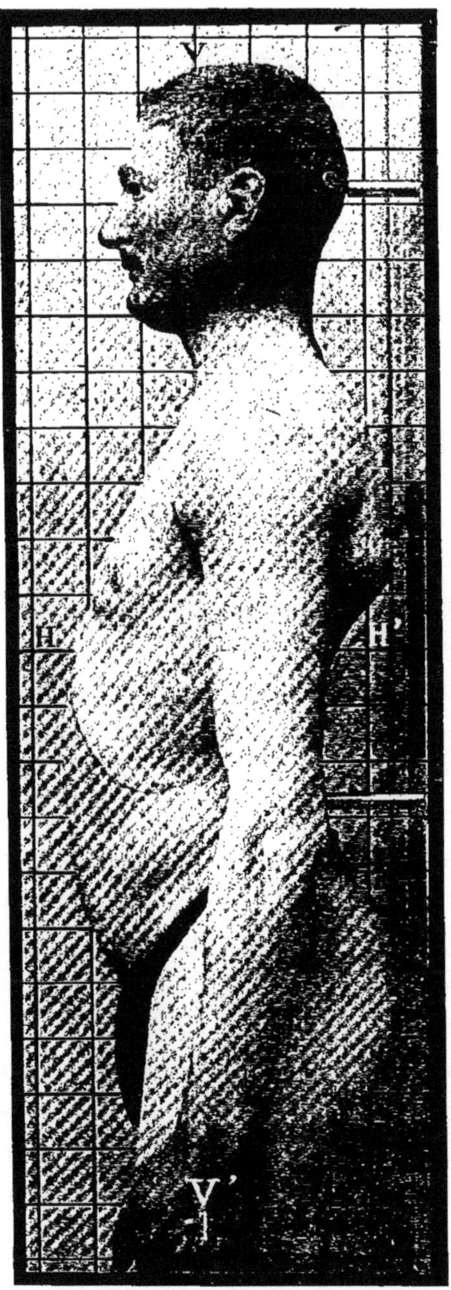


Fig. 92. — Type Musculaire.
Même sujet que fig. 91. Profil, debout. Ce sujet présente une légère lordose.

gulière et les égales proportions des différentes régions du tronc dont les dimensions verticales sont presque toujours réduites par rapport aux dimensions correspondantes des membres.

Le tronc peut être divisé en trois parties égales : la première comprise entre la fourchette sternale et le sommet de l'appendice xiphoïde, la seconde entre le sommet de l'apophyse xiphoïde et l'ombilic, la troisième entre l'ombilic et le bord supérieur de la symphyse pubienne.

L'angle xiphoïdien de Charpy (c'est-à-dire l'angle résultant de l'écartement des fausses côtes) est le plus souvent de 80° environ, ainsi que l'a établi le Dr Thooris, qui a étudié les variations de cet angle chez les quatre types. Il faut d'ailleurs faire remarquer que Charpy lui-même avait constaté l'élévation de cet angle chez les athlètes.

De profil, le tronc du Musculaire est nettement plat postérieurement, tandis que sa face antérieure, légèrement convexe en avant, présente toujours des bosses et des dépressions notables au niveau des insertions osseuses des muscles, ainsi qu'au niveau de leurs « ventres ». Enfin les fausses côtes ne descendent pas jusqu'aux crêtes iliaques, mais en sont séparées par une distance variant entre trois ou quatre travers de doigt.

Dans la région de l'épaule, c'est-à-dire à l'union de la région cervicale et de la région dorsale proprement dite, la face dorsale du tronc est remarquable par la saillie du deltoïde, qui rompt en quelque sorte l'harmonie de la ligne sinueuse du cou (due au relief du rebord supérieur du trapèze) et relève légèrement les épaules.

En résumé, dans la station droite, cette face dorsale affecte la forme d'un trapèze régulier, à petit côté inférieur;

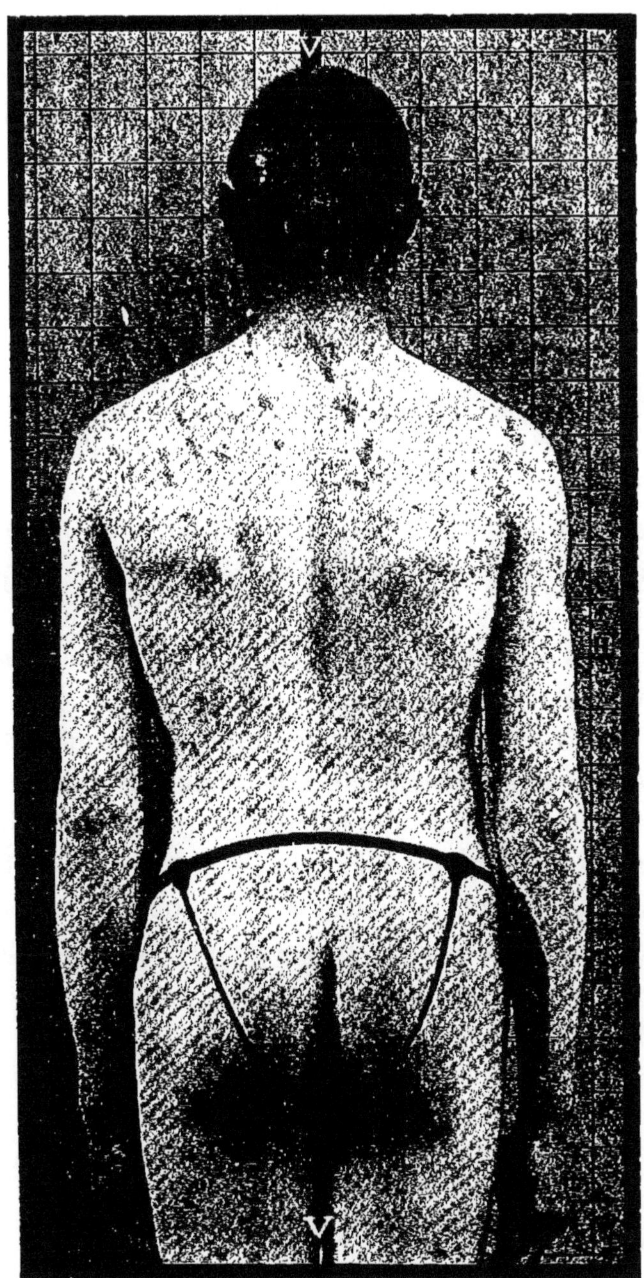


FIG. 93. — TYPE MUSCULAIRE.
Même sujet que fig. 91 et 92. Vue dorsale.

la gouttière costo-vertébrale est comblée par la masse des muscles sacro-lombaire et long dorsal, et le grand dorsal épaissi s'étend comme un rideau semi-rigide de la colonne dorso-lombaire aux omoplates, en haut, aux crêtes iliaques en bas, si bien que l'ensemble du dos est régulièrement aplati (fig. 90).

### 4° Membres.

Au point de vue morphologique, c'est l'étude des membres qui, chez le Musculaire, offre le plus d'intérêt. Ceux-ci sont en général très développés en longueur par rapport à la taille qui est le plus souvent moyenne; de plus, ils sont remarquables par leur relief, et fréquemment aussi par les dimensions transversales, ainsi qu'on le verra plus loin.

Ces données mettent en évidence l'existence d'un type caractérisé par la prédominance de l'appareil musculaire; toutefois, les dimensions des membres varient chez les individus de ce type comme chez tous les autres avec les conditions de milieu qui président à l'évolution individuelle. Chacun sait que, même en l'absence de prédispositions héréditaires, le volume et même la longueur des membres augmentent sous l'influence de l'exercice.

M. Manouvrier signale que, chez un grand nombre de campagnards astreints à des travaux manuels continus, la main s'allonge par rapport au membre supérieur et celui-ci par rapport au buste.

Certains Musculaires sont remarquables par les dimensions tantôt des membres, tantôt d'un segment de ces membres (main, pied, coudée, etc.)

Ces prédominances localisées correspondent généralement à un développement ontogénique irrégulier; quelques-unes d'entre elles constituent de véritables monstruosités

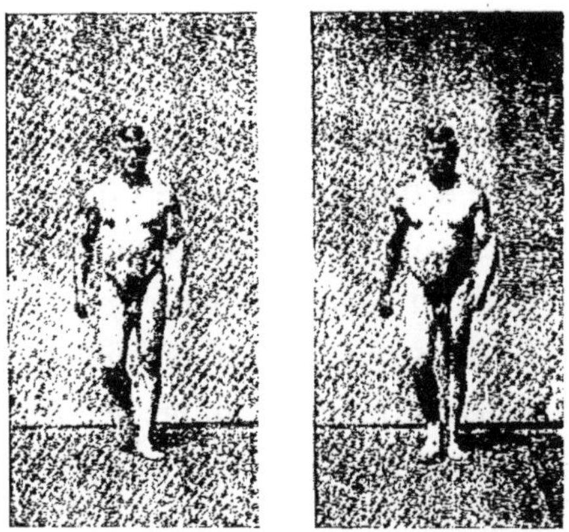

FIG. 94. — TYPE MUSCULAIRE EN MOUVEMENT.
Vue de face. (D'après la *Physiologie artistique* du Dr Paul Richer.)

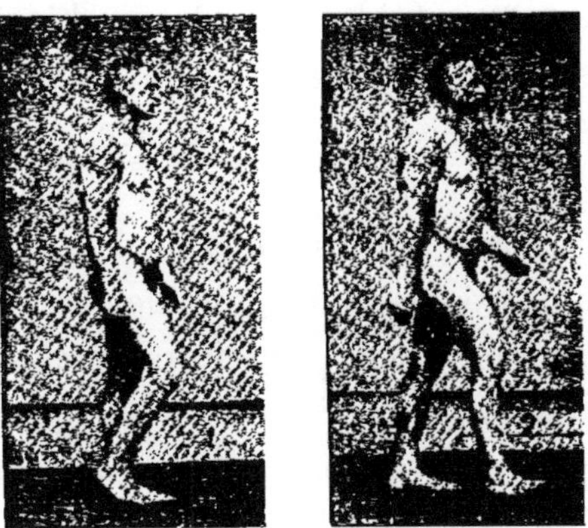

FIG. 95. — TYPE MUSCULAIRE EN MOUVEMENT.
Vue de profil. (D'après la *Physiologie artistique* du Dr Paul Richer.)

que l'on peut observer sur certaines pièces anatomiques conservées dans les musées. (Voir par exemple les Collections des Galeries d'Anthropologie du Muséum).

## Caractéristiques fonctionnelles.

Comme il a été dit dans la première partie de cet ouvrage, elles sont représentées par un besoin d'activité physique; toutefois cette activité n'est pas nécessairement liée à un déploiement de force proprement dite; c'est ainsi que certaines femmes Musculaires demandent la stimulation qui leur est nécessaire à des mouvements de faible amplitude, tels que ceux nécessités par l'arrangement des bibelots d'un appartement. Mais *la condition pour tout Musculaire d'un développement normal et d'une bonne santé habituelle est une dose de mouvements prédominante, c'est-à-dire adéquate aux besoins physiologiques.*

## Sous-variétés du Type.

Il existe dans le Type Musculaire deux variétés déjà étudiées avant nous par M. le Prof. Paul Richer[1] et dont l'existence se dégage avec évidence de l'ensemble de nos mensurations. Nous les avons désignées sous le terme générique de *Musculaire long* et *Musculaire court*, en caractérisant par les épithètes de « long » et de « court », non la taille de l'individu, mais la forme générale des muscles. Le Musculaire court est le plus fréquent dans le milieu français. Ces deux variétés sont caractérisées par les différences suivantes :

| *Musculaire court.* | *Musculaire long.* |
|---|---|
| Buste petit, parfois moyen ; envergure grande ou très grande. Diamètre biacromial moyen; coudée grande; médius et auriculaires grands, rarement moyens. Poids supérieur de 6 à 7 kilogrammes à celui du Musculaire long de même taille et de même âge. | Buste moyen, parfois grand : envergure petite ou moyenne. Diamètre biacromial plus petit et très souvent beaucoup plus petit que la moyenne ; coudée petite ; index et auriculaires moyens, parfois petits. |

1. Cf. *Physiologie artistique*. Paris, Doin.

Nous signalons comme particulièrement démonstratives, en ce qui concerne les caractéristiques de ces types, les mensurations (consignées aux *Annexes*) qui concernent deux athlètes : M. B..., Musculaire long, et M. de L..., Musculaire court, et celles concernant deux cultivateurs ayant une taille de 1 m. 62, H...d, soldat, âgé de vingt-deux ans, originaire de l'Orne (Musculaire court), et F...r, âgé de trente-quatre ans, originaire de Seine-et-Oise (Musculaire long).

Dans les deux variétés la taille est très variable ainsi que la longueur des membres inférieurs.

Le Musculaire court paraît avoir de longs tendons, et c'est lui qui a fourni aux artistes le type de l'Écorché blanc; le Musculaire long paraît avoir de courts tendons; il correspond au type de l'Écorché rouge. En réalité, cette variabilité dans la longueur des tendons n'est qu'apparente, ainsi qu'il est facile de s'en rendre compte au cours des autopsies et surtout des dissections. Les fibres charnues descendent seulement plus ou moins bas sur le tendon. Lorsqu'elles descendent très bas, celui-ci paraît raccourci (Musculaire long). Lorsqu'elles ne s'attachent qu'au voisinage de l'une des extrémités du tendon, celui-ci paraît allongé (Musculaire court). En résumé, les dimensions caractéristiques du Musculaire court correspondent à celles du Type Musculaire fourni par nos mensurations. Le Musculaire long, au contraire, se rapproche du type moyen établi par A. Bertillon. Il garde l'habitus du Musculaire; toutefois ses muscles sont de faible saillie et paraissent allongés. En vertu de cette apparence même, les articulations radio-carpiennes et tibio-tarsiennes, les « attaches », pour employer le langage artistique, paraissent être fines chez le Musculaire court et un peu épaisses chez le Musculaire long.

Au point de vue fonctionnel, ce dernier possède des qualités d'agilité et de vigueur qui le rendent apte aux exercices ou travaux nécessitant à la fois la force et l'adresse. C'est dans cette variété que se recrutent surtout les cavaliers (cavalerie légère), les coureurs de vitesse, les escrimeurs, les alpinistes, les pelotari basques, certains ouvriers d'art. Nous en avons observé des spécimens remarquables chez les charpentiers parisiens.

Le Musculaire court est au contraire assez trapu; ses formes sont moins gracieuses; son allure plus lente et plus paresseuse que celle du Musculaire long. Il est remarquable par ses saillies musculaires au niveau des membres, du thorax, des épaules et du cou. Dans cette catégorie se recrutent les athlètes, les portefaix, les forgerons, etc.

## Types mixtes.

Pour ne pas allonger outre mesure cette étude, nous nous bornerons à signaler les caractéristiques de ces types qui sont le Musculo-respiratoire, le Musculo-digestif, et le Musculo-cérébral.

Le Musculo-respiratoire est remarquable, d'une part, par le développement de sa musculature, de l'autre, par les dimensions de son thorax. Ce type est un type rural.

Le Musculo-digestif correspond au type du lutteur lourd dont les représentations photographiques sont bien connues. Ces lutteurs atteignent et dépassent même souvent le poids de 100 kilogs, poids qu'on n'observe jamais chez le Musculaire pur; ils ont l'étage inférieur de la face très développé et, pour la plupart, un ventre proéminent et parfois même absolument prolabé dans la station verticale.

Enfin les Musculo-cérébraux ont à la fois une musculature imposante, un étage supérieur de la face de grandes dimensions verticales ou horizontales, ainsi qu'un crâne très développé. On peut citer comme appartenant à ce type le prince de Bismarck dont les caractéristiques morphologiques et fonctionnelles sont bien connues.

## Variations sexuelles.

Le Type Musculaire chez la femme est surtout un type moyen dans la plupart de ses dimensions; seuls les membres supérieurs tendent à un développement un peu plus grand que la moyenne.

Les chiffres publiés à la fin de notre livre mettent en valeur ces caractéristiques.

Il est intéressant de noter que le diamètre bizygomatique est souvent grand; les masséters participent au développement musculaire général.

Les membres supérieurs et inférieurs, les membres inférieurs surtout, présentent des masses musculaires à reliefs importants. Le buste est d'une belle harmonie; le thorax et l'abdomen se font équilibre au point de vue topographique; il n'y a de prédominance ni de l'un ni de l'autre (fig. 10 et 98). Si l'on examine la femme Musculaire de dos, cette même harmonie se manifeste dans une égale proportion du thorax et de la région fessière (fig. 97). Nous avons vu que chez les autres types il n'en est pas de même (fig. 47 et 68). Les pho-

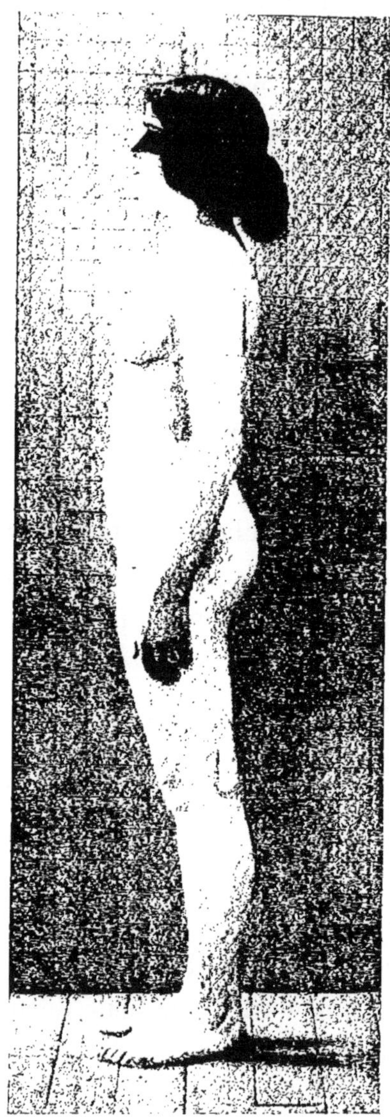

FIG. 96. — TYPE MUSCULAIRE.

Même sujet que fig. 10. Sujet très remarquable au point de vue musculaire. Noter l'attitude bien campée et les membres robustes.

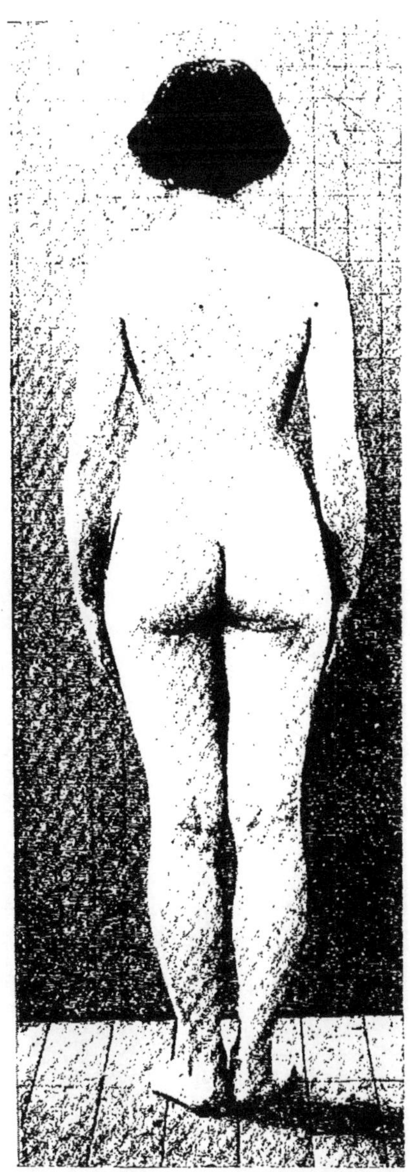

FIG. 97. — TYPE MUSCULAIRE.

Même sujet que fig. 10 et 96. Remarquer l'harmonie de l'ensemble, les membres robustes, la juste proportion du thorax et de la région fessière.

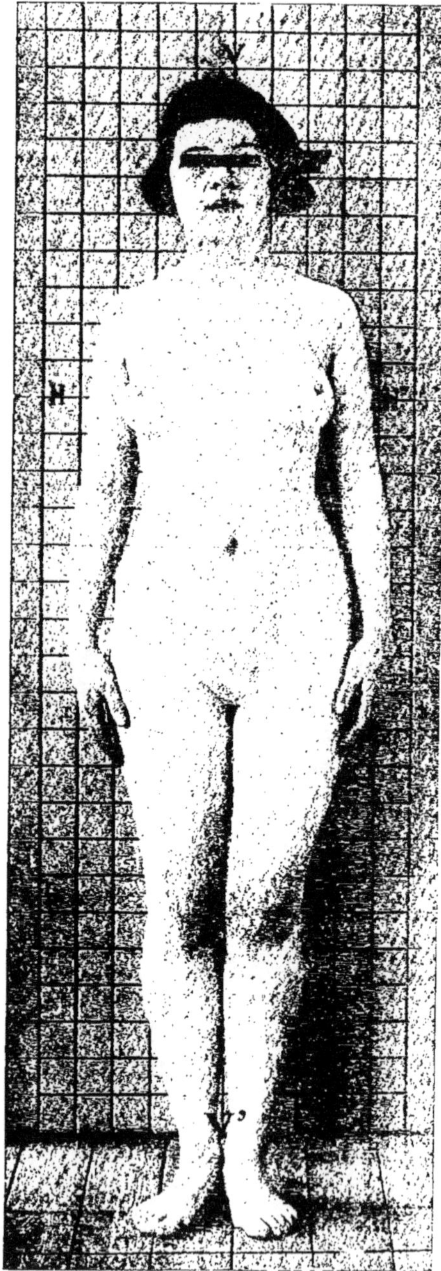

Fig. 98. — Type Musculaire.

H. L..., 25 ans, née à Paris. (*Photographie stéréométrique à 1/10.*)
Type moins pur que le précédent.

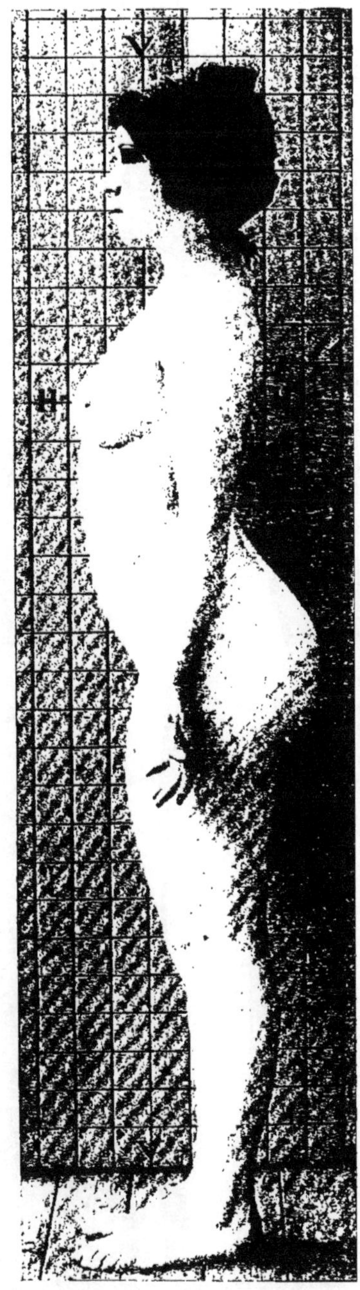

FIG. 99. — TYPE MUSCULAIRE.
Même sujet que fig. 98. (Sujet un peu Musculo-digestif.)

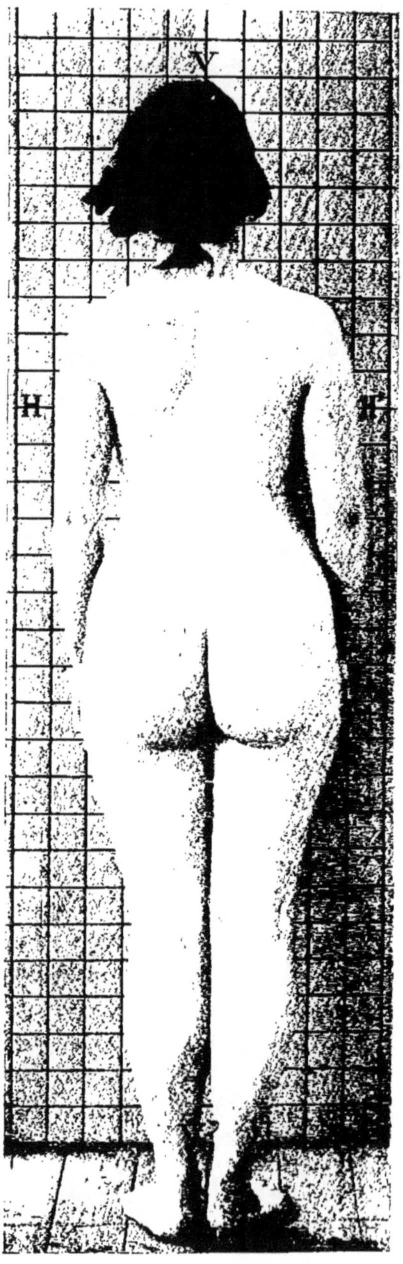


Fig. 100. — Type Musculaire.
Même sujet que fig. 98 et 99.

tographies publiées ci-contre peuvent servir à la démonstration de nos assertions; le buste universellement connu de la Vénus de Milo est un buste de Musculaire bien différent, ainsi qu'on l'a souvent fait observer, des bustes à taille fine représentés par les artistes actuels et qui appartiennent pour la plupart à des Respiratoires souvent déformées par le corset.

Dans le type qui fait l'objet de notre étude, malgré la vie trop souvent restreinte en général de la femme française, les muscles sont bien dessinés et des angles, bosses, dépressions (déterminés par l'importance du développement du squelette proprement dit, le relief des masses musculaires et des tendons), restent visibles sous la couche du tissu adipeux.

## Coup d'œil sur l'évolution du Musculaire.

La vie sédentaire est pour le Musculaire une cause de déclin prématuré; on peut en dire autant (pour des raisons énoncées dans la première partie de cet ouvrage) de l'excès de mouvements.

Le Musculaire long supporte mal les grandes dépenses de forces, tandis qu'une activité multiforme et continue est défavorable au Musculaire court. Les masses musculaires sont atteintes par l'atrophie avant les autres organes; ce sont donc elles qui, au point de vue morphologique comme au point de vue fonctionnel, présenteront les premiers signes de déclin.

Celui-ci se manifeste *morphologiquement* par la courbure progressive du rachis et l'affaissement des muscles au niveau des membres.

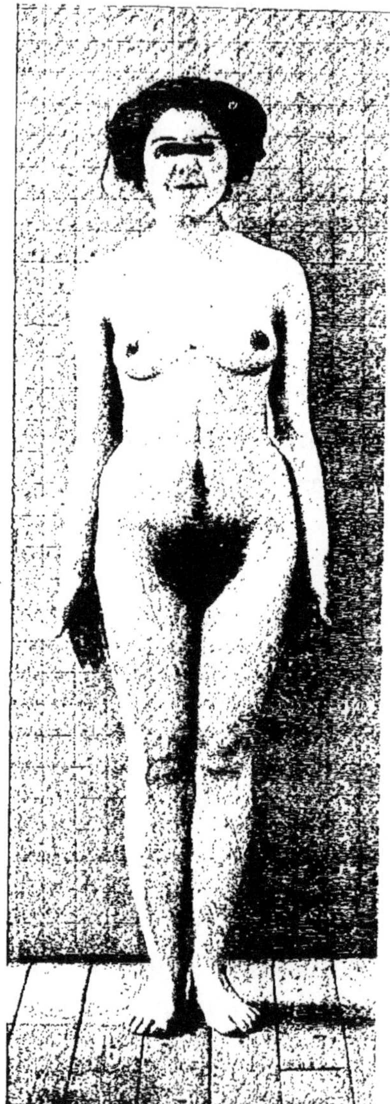

Fig. 101. — Type Musculaire.

H. L..., 26 ans, née à Paris. Remarquer le velu de l'habitus fréquent chez le Type Musculaire. Tronc renfermant un thorax et un abdomen d'égales proportions. (*Photographie stéréométrique à 1/10 dont la hauteur a été réduite à 0 m. 15.*)

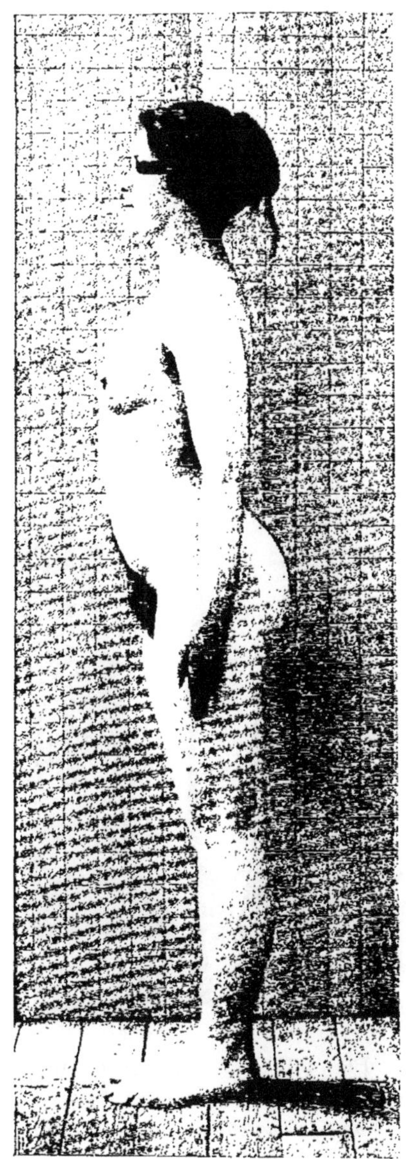

FIG. 102. — TYPE MUSCULAIRE.

Même sujet que fig. 101. Vue de profil.

Au niveau de la région lombaire (masse sacro-lombaire) où les muscles forment une véritable nappe, l'atrophie se

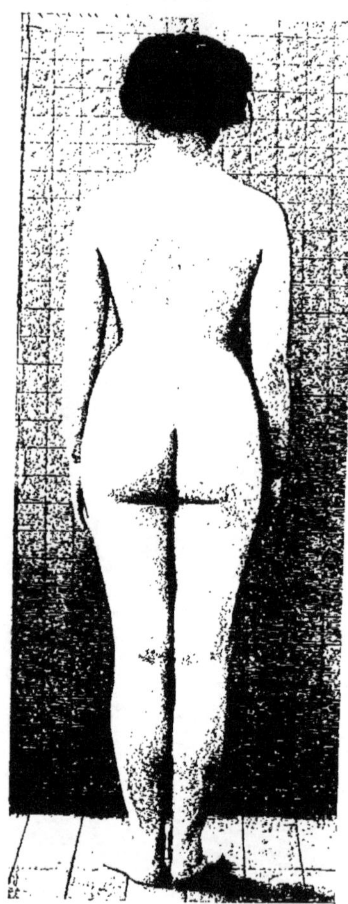

Fig. 103. — Type Musculaire.
Même sujet que fig. 101 et 102. Vue dorsale. (*Photographie stéréométrique à* 1/10 *dont la hauteur a été réduite à* 0 *m.* 12.)

manifeste d'une manière grossière; la rectitude du rachis ne peut plus être maintenue; celui-ci s'infléchit en avant au niveau des régions dorsale inférieure et lombaire. En vieillissant, le Musculaire se courbe dans toute sa hauteur et souvent se casse au niveau des reins.

Fonctionnellement, la défaillance du système musculaire se manifeste tout d'abord par l'asthénie, la moindre résistance à la fatigue, puis par des douleurs rhumatismales, de l'arthrite, etc.

Tout le système locomoteur (depuis son revêtement cutané périphérique jusqu'à son squelette) peut être atteint avant que le muscle central lui-même, c'est-à-dire le cœur, se dilate et cède.

Ce type fournit l'immense majorité des malades de la peau, du système sensitif, des articulations, des os, des muscles et du cœur. Son hygiène consiste essentiellement dans la juste répartition des excitations motrices; elle a donc pour éléments fondamentaux l'exercice et le repos.

# CHAPITRE V

## LE TYPE CÉRÉBRAL

Aspect général du Cérébral. — Mode évolutif de différenciation. — Répartition. — Caractéristiques morphologiques du Cérébral. — Caractéristiques fonctionnelles du Cérébral. — Types mixtes fournis par le Type Cérébral. — Variations sexuelles.— Coup d'œil sur l'évolution du Cérébral.

### Aspect général du Cérébral.

Le Cérébral a un aspect tout à fait particulier qui permet de le reconnaître à distance; envisagé par rapport au plus symétrique de tous les types, c'est-à-dire le Type Musculaire, il est sinon dyssymétrique, du moins particulièrement disproportionné. De taille petite, d'aspect fluet et grêle, *il présente des membres ou segments de membres petits par rapport à la taille.* Une seule partie prédomine au point d'attirer l'attention, le crâne dont le développement est considérable.

La face affecte la configuration dite « en toupie » (Bertillon) et offre l'aspect d'une pyramide renversée, à sommet inférieur (fig. 104). Ses contours s'inscriraient, non dans un rectangle comme la face du Musculaire, mais dans un triangle à sommet inférieur : les deux étages inférieur et moyen, digestif et respiratoire, sont plus ou moins réduits, tandis

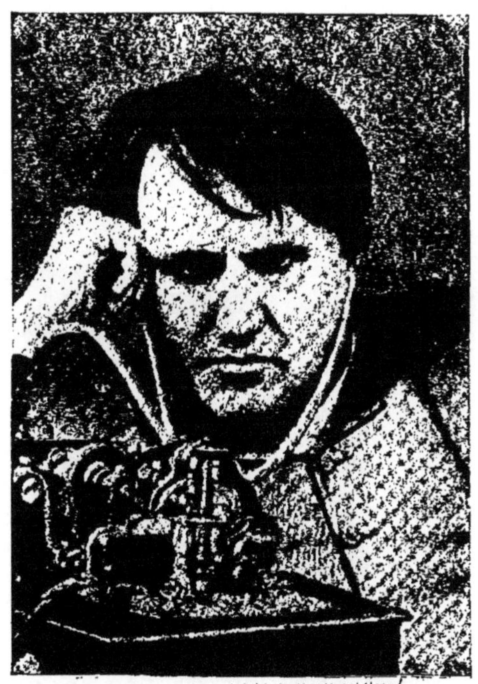

Fig. 104. — Type Cérébral.
Edison. Face en *toupie.*

que l'étage supérieur ou *cérébral* est très développé en tous sens. Le front est haut et large, parfois proéminent, et surmonte une face de faibles dimensions. Enfin la tête du Cérébral est régulièrement arrondie, presque toujours brachycéphale, le plus souvent hyperbrachycéphale.

## Mode évolutif de différenciation.

Comme le Musculaire, et pour les mêmes raisons (Voir chapitre VI), le Type Cérébral ne s'affirme nettement qu'à la fin de la puberté.

Très souvent, en effet, la prédominance cérébrale qu'on

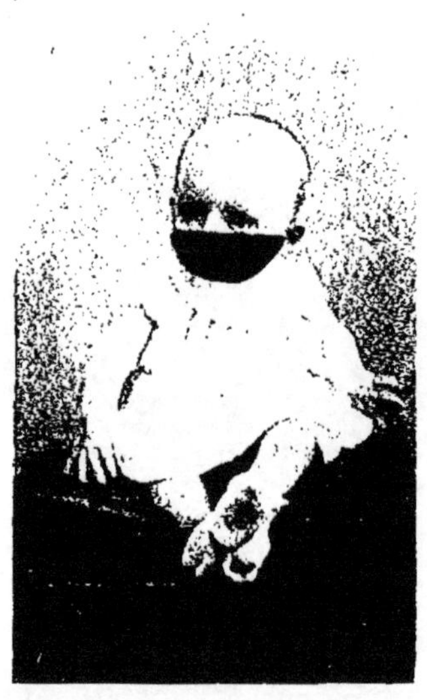

Fig. 105. — Type Cérébral différencié d'une manière précoce. Enfant âgé de 6 mois. Comparer avec la fig. 48. (Type Digestif.)

observe chez la majorité des enfants disparaît au cours de la période de formation. Cette prédominance cérébrale du premier âge peut être considérée comme une caractéristique infantile, liée elle-même à la caractéristique principale de l'espèce *homo sapiens*, qui est le développement du crâne par rapport à la face. Ce développement commence avec la vie tandis que les cavités (sinus) de la face et la mandibule même ne se développent que par la suite.

On sait, en effet, que dans la première et dans la seconde enfance, la branche montante et la branche horizontale du maxillaire inférieur forment un angle obtus, qui, chez l'Européen, se transforme progressivement en angle droit. Or, tous les anatomistes enseignent, et c'est d'ailleurs un fait de constatation banale, que le développement du frontal s'effectue surtout à l'époque de la puberté, époque à laquelle le crâne tout entier s'élargit fortement pour poursuivre son accroissement jusqu'à un âge encore indéterminé. Rappelons que Magendie admettait que la tête s'accroît jusqu'à quarante ans, que Parchappe, s'appuyant sur un grand nombre de mensurations, a dit que le volume de la tête croît jusqu'à soixante ans, ce qui paraît résulter aussi (du moins pour le diamètre antéro-postérieur) des mensurations très précises publiées par le service d'Identité judiciaire de la Préfecture de police.

## Répartition.

Sur ce chapitre nous n'avons à ajouter à ce qui a été dit dans la première partie de cet ouvrage que les données fournies par nos mensurations.

La prédominance cérébrale a été observée par nous dans la proportion de 7 p. 100 chez les soldats et de 16 p. 100 chez les aliénés. Un milieu composé dans son ensemble de personnes appartenant au monde du haut commerce et des professions libérales nous a fourni une proportion de 25 p. 100 d'individus à prédominance cérébrale, mais ces chiffres ne se rapportent pas au type morphologique du

Cérébral à peu près pur; celui-ci n'est représenté que par quelques unités sur cet ensemble de 48 individus.

Chez les femmes, la prédominance cérébrale a été observée 16 fois sur 100 chez les femmes françaises étudiées par nous, et 15 fois sur 100 chez les aliénées.

## Caractéristiques morphologiques.

### 1° Tête.

A. *Caractéristiques squelettiques*[1]. — Vu de face, le squelette céphalique montre une boîte crânienne très développée au-dessous de laquelle la face proprement dite apparaît comme un appendice si réduit que l'ensemble rappelle une pyramide renversée, à base supérieure (fig. 106 et 108). Le diamètre frontal est grand, comme du reste tous les diamètres transversaux du frontal. Celui-ci, régulièrement arrondi et large, à sinus sans relief, à bosses frontales saillantes, est en même temps de très grande hauteur. Les sinus maxillaires n'ont que de faibles proportions, tandis qu'à l'étage inférieur, les arcades dentaires sont peu élevées, la mandibule peu développée dans ses trois dimensions et les gonions déjetés en dedans.

En arrière du frontal, on remarque des bosses pariétales notables, mais ce renflement ne paraît pas extraordinaire, à cause de la grande largeur du crâne en avant des bosses pariétales, largeur qui commande un plus grand écartement des parties antérieures des deux os pariétaux. En

1. Voir dans les Galeries d'Anthropologie du Muséum, vitrine des Crânes égyptiens, les n$^{os}$ 4068, 4029, etc.

résumé, si le renflement des bosses pariétales était moindre, le Type Cérébral correspondrait au type connu en anthropologie sous le nom de *Type frontal*[1].

M. Manouvrier voit, dans ce parallélisme du renflement

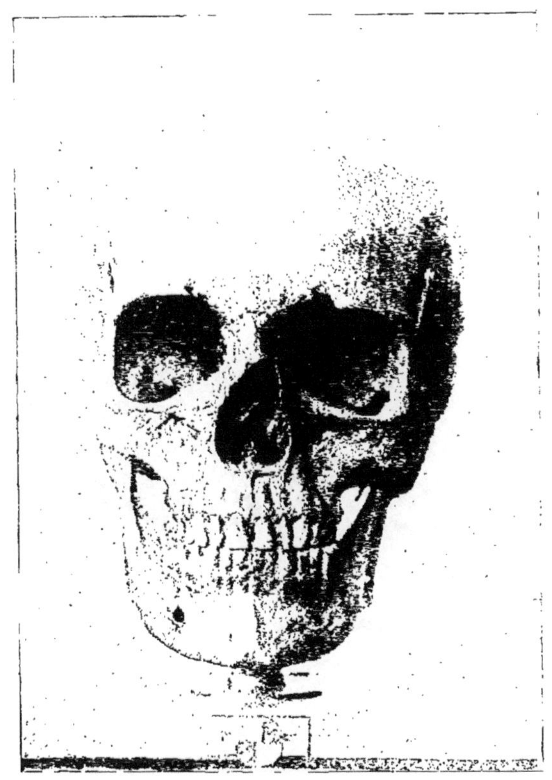

FIG. 106. — CRANE DE CÉRÉBRAL.
Crâne égyptien de l'époque des Ptolémée. (Galeries d'Anthropologie du Muséum.) Crâne en *toupie*.

pariétal et du développement du frontal, une des caractéristiques des Européens, c'est-à-dire des races les plus civilisées.

Au-dessous du frontal, nous constatons chez le Cérébral des orbites agrandies par rapport à la face et rappelant un peu, par là même, les orbites du crâne de l'enfant.

Enfin, une ligne passant par le stéphanion, le point malaire et le gonion serait oblique en bas et en dedans; prolongée, elle rejoindrait une ligne identique passant par le côté opposé, en un point variable du tronc.

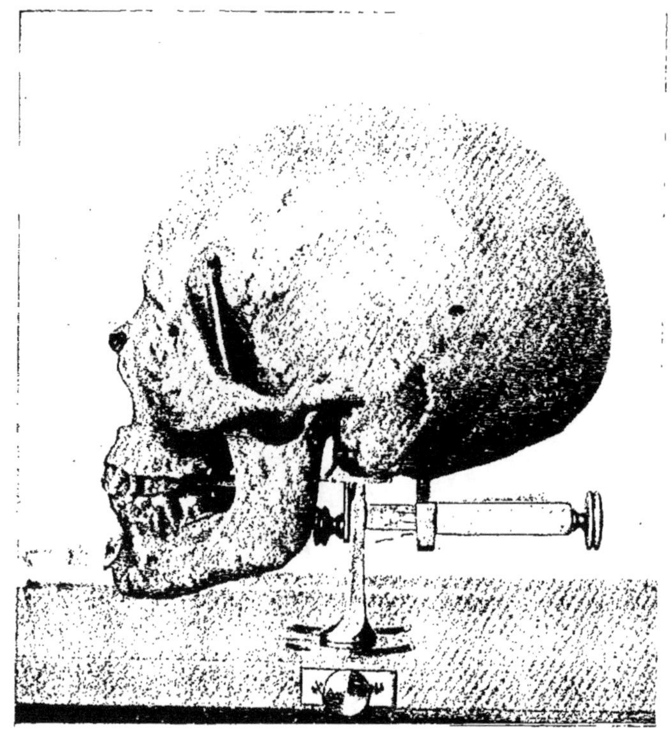

Fig. 107. — Type Cérébral.
Profil du crâne de la fig. 106. Remarquer l'aspect arrondi, harmonieux du crâne et le faible développement de la face.

Certaines particularités du squelette céphalique sont plus évidentes encore lorsque celui-ci est envisagé de profil (fig. 107). Ces particularités sont : la forme harmonieuse, sphéroïde dans son ensemble et les grandes proportions du crâne, le développement parfois considérable de la hauteur auriculo-bregmatique, la situation du conduit auditif qui paraît anormalement abaissé et caché sous l'arcade zygomatique. C'est enfin la réduction des dimensions de la face, réduction déjà perçue dans l'examen de face, mais rendue évidente de profil : 1° par un orthognathisme ou plutôt un prognathisme très réduit; 2° par l'absence de

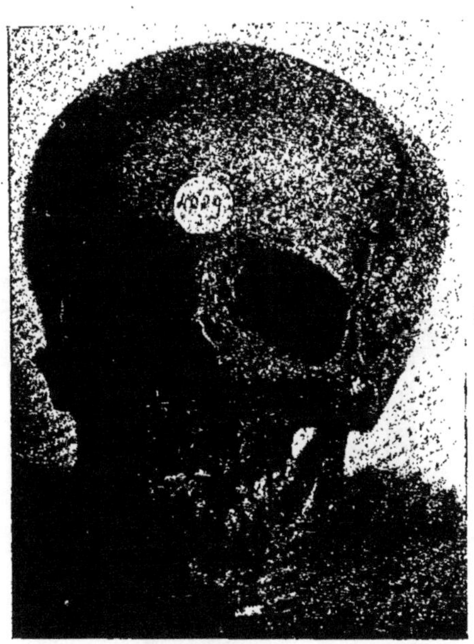


FIG. 108. — TYPE CÉRÉBRAL.
Crâne en *toupie*. Égyptien de l'époque des Ptolémée, n° 4029 (Galeries d'Anthropologie du Muséum). Comparer avec la fig. 51 (Crâne de Digestive).

sinus frontaux visibles extérieurement; 3° par des branches mandibulaires réduites.

Les os sont presque lisses : pas d'apophyses très saillantes; pas d'insertions musculaires marquées. Ces particularités s'expliquent par le faible développement du système musculaire, et des saillies osseuses qui servent de points d'insertion aux muscles.

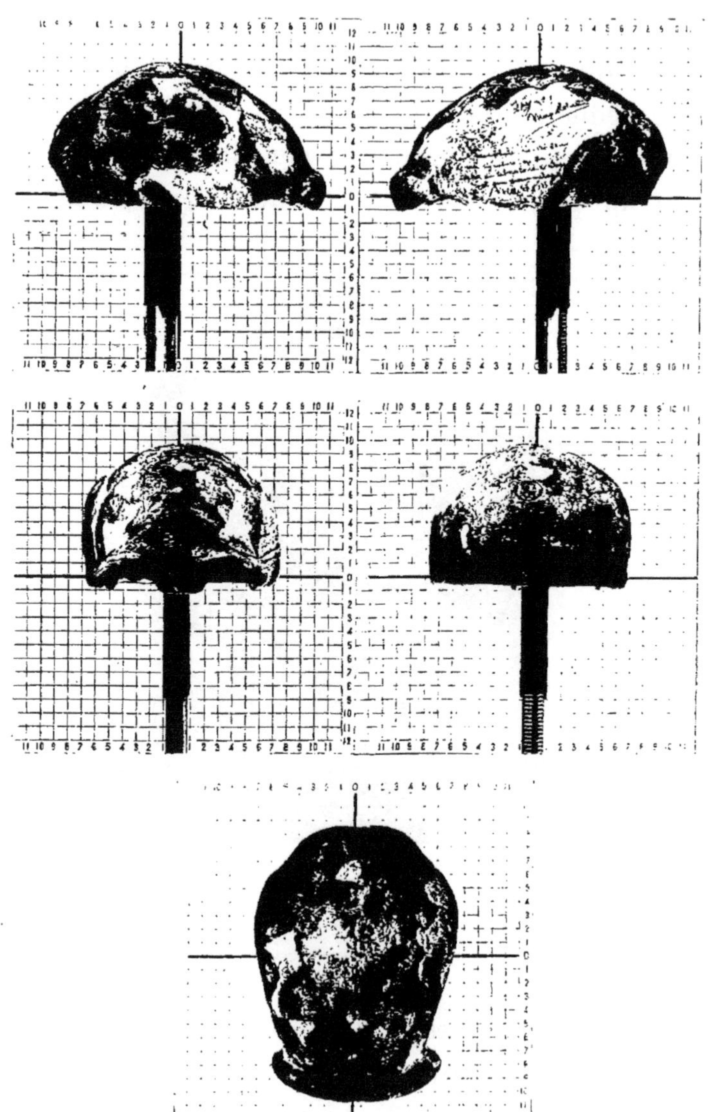

FIG. 109. — CRANE DE L'AGE DE PIERRE.

Crâne dit de *l'homme de Spy, n° 1.* (*Photographie stéréométrique à 3/16.*) Comparer au Type Cérébral (fig. 106 et 108), produit de civilisations avancées. L'homme de Spy avait un crâne bas, à front fuyant, à arcades sourcilières proéminentes.

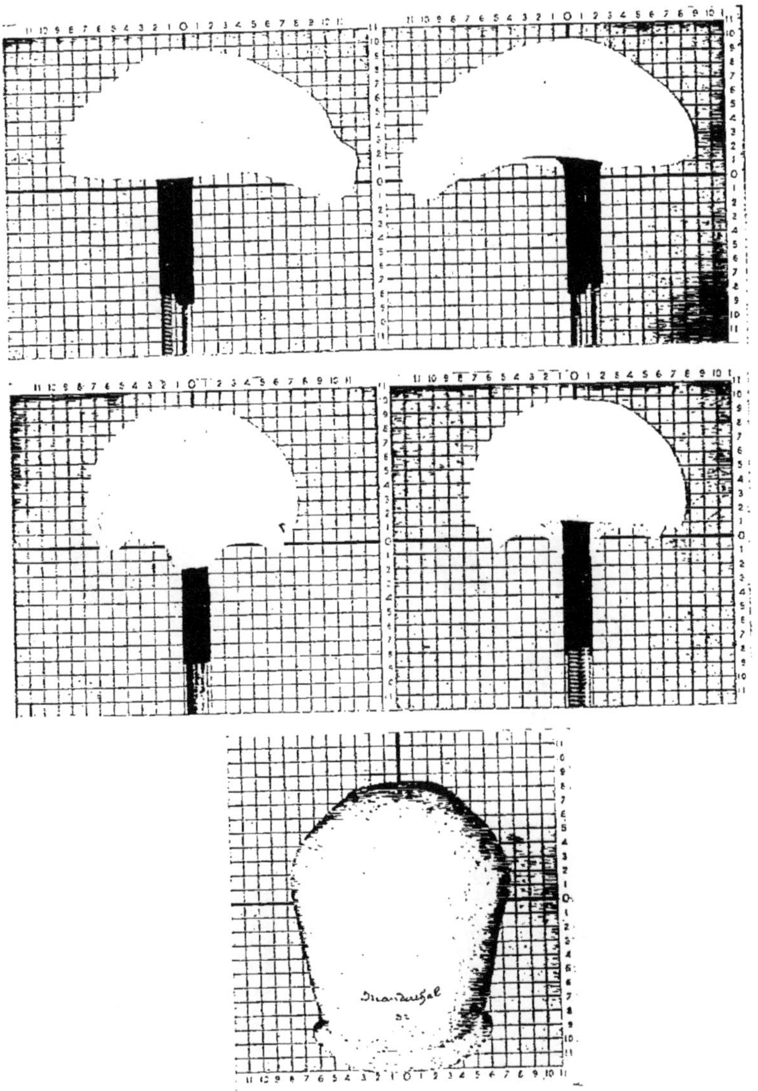

FIG. 110. — CRANE DE L'AGE DE PIERRE.

Crâne de l'homme dit *de Neanderthal.* (*Photographie stéréométrique à* 3/16.) Comparer au Type Cérébral fig. 106 et 108. L'homme de Neanderthal possède à peu près les mêmes caractéristiques que l'homme de Spy, n° 1.

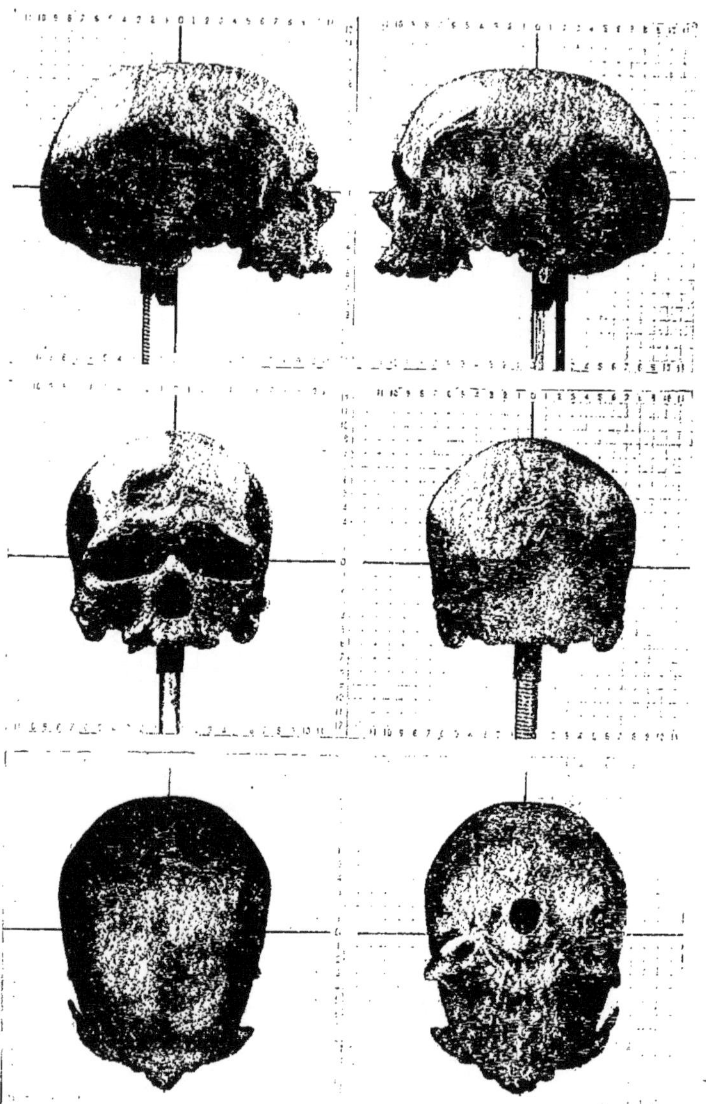

Fig. 111. — Crane de l'age de pierre.

Crâne de l'homme dit *de Cro-Magnon*. (*Photographie stéréométrique à* 3/16.)] Crâne déjà plus élevé au point de vue évolutif que les deux précédents.

B. *Caractéristiques de la face sur l'homme vivant.* — Elles correspondent aux caractéristiques squelettiques.

Vue de face, la tête du Cérébral répond à la variété en toupie de Bertillon et elle est souvent, répétons-le, hyperbrachycéphale. (Voir plus loin nos mensurations.)

L'implantation des cheveux est en « pointe » (fig. 56).

La racine du nez est petite ou moyenne (fig. 27), la base horizontale ou légèrement relevée, la hauteur, la largeur et la saillie moyennes ou petites; la bouche et les lèvres

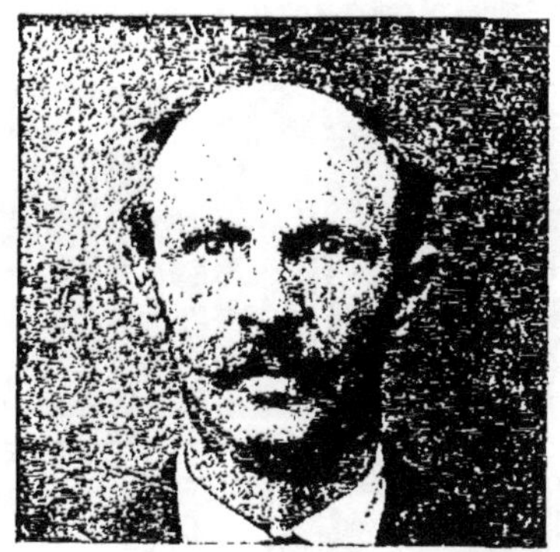

FIG. 112. — TYPE CÉRÉBRAL.
Tête *en toupie.* (*Collection du Service d'Identité judiciaire.*)

sont franchement petites (fig. 57); la hauteur du menton réduite (fig. 58). Les sourcils sont arqués et écartés (fig. 81); l'œil grand et vif, la face plutôt glabre. L'oreille est relativement grande (fig. 120).

Nous appelons l'attention sur les dimensions considérables du diamètre frontal (pris très exactement sur les apophyses orbitaires externes ou apophyses orbitaires du frontal) et de la hauteur auriculo-bregmatique par rapport à la taille.

Si l'on rapproche ces dimensions de celles correspondantes observées par nous sur le Musculaire et des dimensions moyennes correspondantes obtenues par M. Papillault[1]

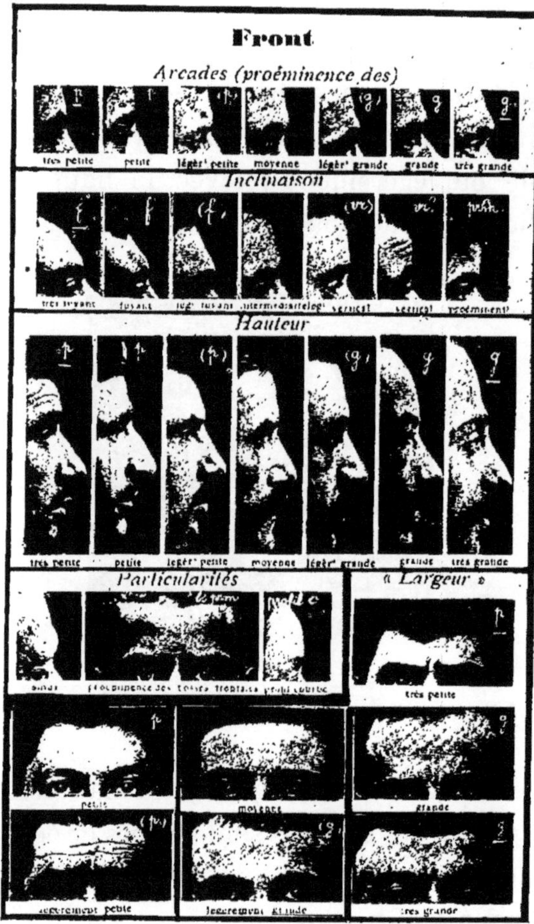


Fig. 113. — Caractéristiques du front.
(*Extrait du tableau en usage à la Préfecture de police.*) Chez le Cérébral le front est haut, large, à bosses frontales proéminentes, à profil courbe.

sur une série de cent cadavres, on constate que la moyenne

1. Papillault, L'homme moyen à Paris. (*Bulletins de la Soc. d'Anthropologie*, 1902, n° 4.)

de la hauteur du conduit auditif au vertex s'élève chez les petits sujets, tandis que les diamètres verticaux de la face (diamètre ophryo-mentonnier, d. ophryo-alvéolaire, d. naso-alvéolaire) diminuent.

Il y a là une confirmation du fait déjà constaté par M. Manouvrier et Mme Madeleine Pelletier, que la prédominance cérébrale est fréquente chez les individus de taille peu élevée.

Pour en revenir à la description de la face sur l'homme vivant, disons que, de profil, le front est rarement vertical et même, dans ce cas, il n'est droit que dans sa partie inférieure (fig. 113). Presque toujours la forme sphéroïde crânienne donne au front le « profil courbe ».

### 2° Cou.

Dépourvu de saillies musculaires, le cou est le plus souvent court, mais paraît long parce que les épaules sont tombantes.

### 3° Tronc.

Le tronc est de hauteur faible. En moyenne, par rapport à la taille, ses dimensions sont réduites : les diamètres biacromial, thoracique et abdominal sont faibles. Dans l'ensemble le buste est mince et aplati et parfois fuselé (fig. 114, 115, 116 et 117).

### 4° Membres.

Les membres supérieurs sont petits, les membres inférieurs moyens par rapport à la taille, le pied est petit et souvent très petit par rapport à la taille.

## Caractéristiques fonctionnelles.

Comme nous l'avons dit dans la première partie de cet ouvrage, nous désignons par le mot Cérébral l'individu qui

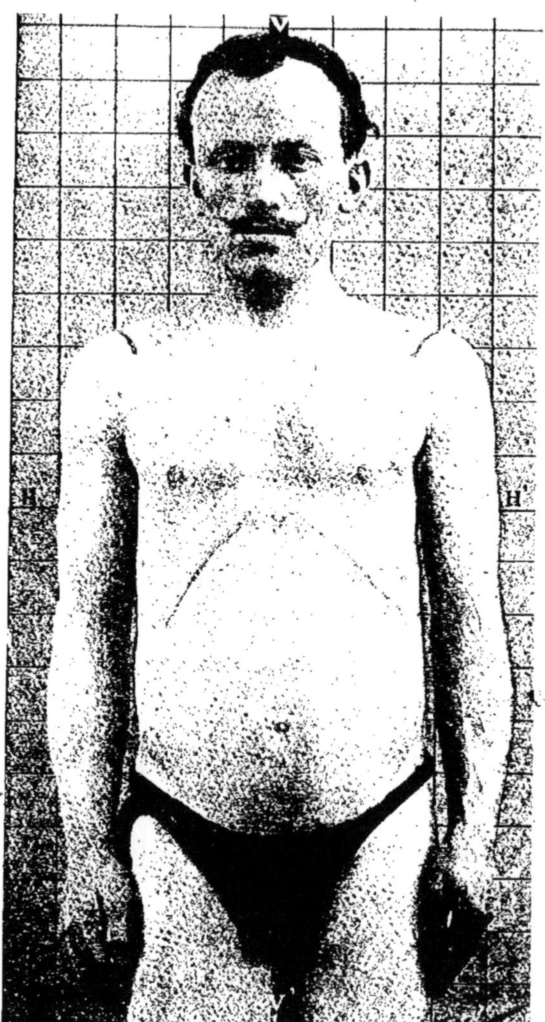


Fig. 114. — Type Cérébral.

Vue de face, station droite. X..., 25 ans, Parisien issu de Parisiens issus eux-mêmes : le père de Parisiens, la mère d'un Bruxellois et d'une Parisienne. (*Photographie stéréométrique à 1/7.*)

puise dans le milieu social la plus grande partie de ses

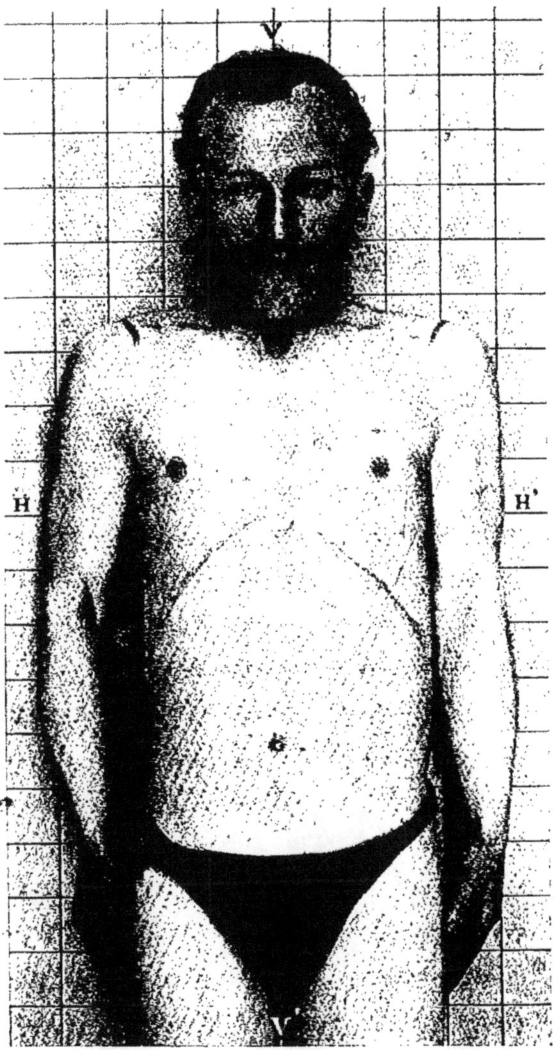


FIG. 115. — TYPE CÉRÉBRAL.
Vue de face couché. Même sujet que fig. 114.

excitations physiologiques; cette épithète s'applique donc à une variété allant de l'intellectuel de l'ordre le plus élevé jusqu'à l'idiot et à l'arriéré imbécile ou débile mental en passant par des sujets d'intelligence moyenne.

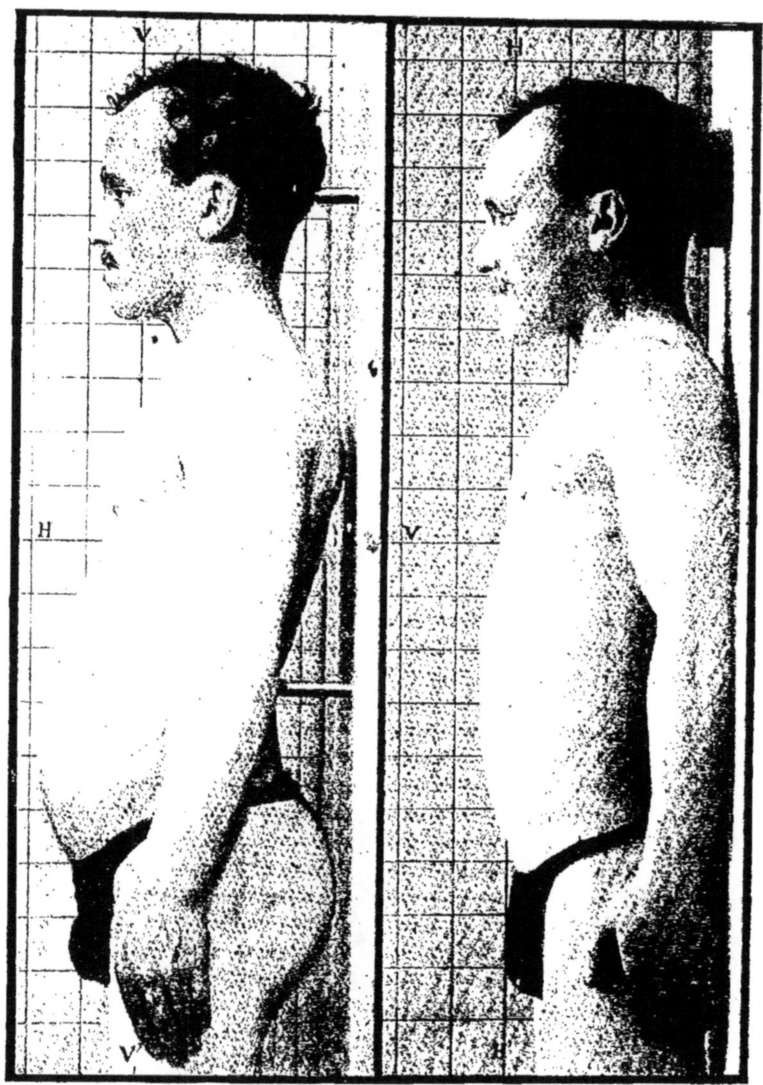


FIG. 116. — TYPE CÉRÉBRAL.
Vue de profil, à droite dans la station couchée, à gauche debout.
Même sujet que fig. 114 et 115.

Le Cérébral bien doué au point de vue intellectuel constitue l'un des plus beaux représentants de l'humanité,

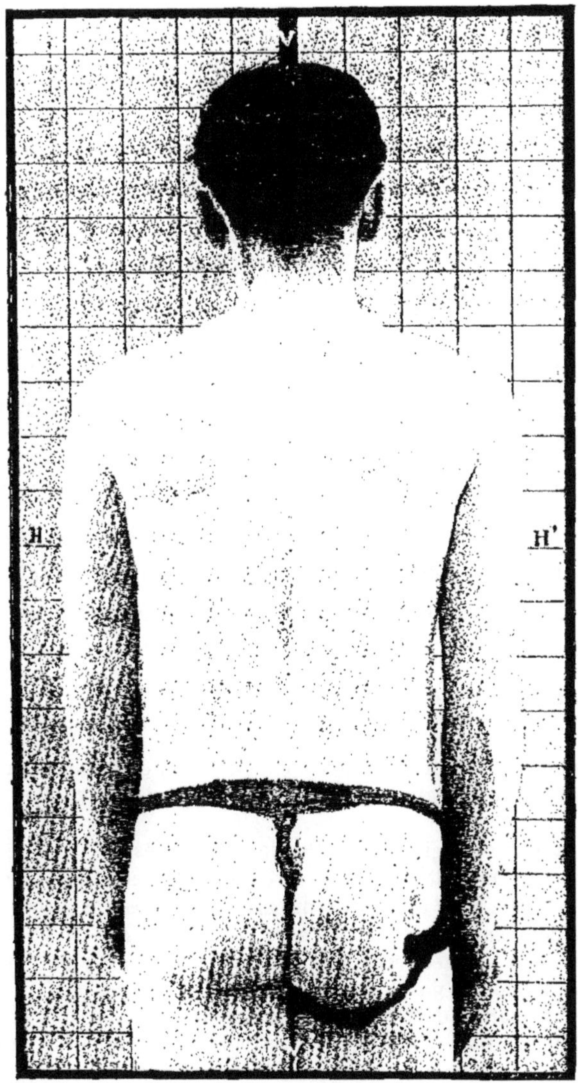


FIG. 117. — TYPE CÉRÉBRAL.

Vue dorsale. Même sujet que fig. 114, 115 et 116.

et les exemples d'hommes illustres appartenant à ce type sont extrêmement nombreux.

Nous citerons parmi eux : Montaigne, Malherbe, Richelieu, Diderot, Kant, Haüy, Le Verrier, etc., qui tous possédaient les *caractéristiques morphologiques* du Type Cérébral.

Une autre catégorie de Cérébraux célèbres est représentée par les penseurs qui ont présenté des déformations du Type Cérébral[1].

C'est ainsi qu'il nous semble qu'Orfila et Wagner peuvent être rangés parmi les Cérébraux scaphocéphales, Laënnec, Ibsen, dans la catégorie des types légèrement acrocéphales. Un type classique d'acrocéphale dont la déformation est particulièrement frappante est saint Labre.

Le Cérébral bien doué est en général un homme modeste, vivant pour l'idée et par l'idée, peu combatif au sens ordinaire du mot, peu soucieux de se faire une large place au soleil. Si son existence lui offre les conditions de milieu nécessaires à l'entretien de sa vie intellectuelle il constitue un homme heureux.

1. En dehors des déformations artificielles du crâne, il existe en effet des déformations dites pathologiques essentielles qui ont été bien étudiées par Virchow.

On sait que celui-ci a énoncé les lois suivantes :

1° La croissance des os crâniens soudés entre eux par une ossification précoce s'arrête dans une direction perpendiculaire à la suture ossifiée;

2° La compensation se fait en sens inverse de l'axe de rétrécissement, et cela grâce à la poussée cérébrale qui exagère ses effets au niveau des points où elle ne rencontre pas de résistance.

Une observation déjà ancienne permet de constater que la plupart des déformations dites pathologiques essentielles sont compatibles avec un développement intellectuel très complet.

Seule, la trigonocéphalie, produite par la synostose prématurée de la suture métopique est liée à une diminution de largeur du lobe frontal et entraîne par conséquent l'infériorité intellectuelle.

Peu de Cérébraux ont désiré dominer : la vie de cabinet, de laboratoire est leur élément. Suivant le mot de Ling, « ils aiment à répandre la lumière et la chaleur sans être observés ».

Quant aux excitations nécessaires aux Cérébraux qui ne sont pas des intellectuels, elles sont naturellement de

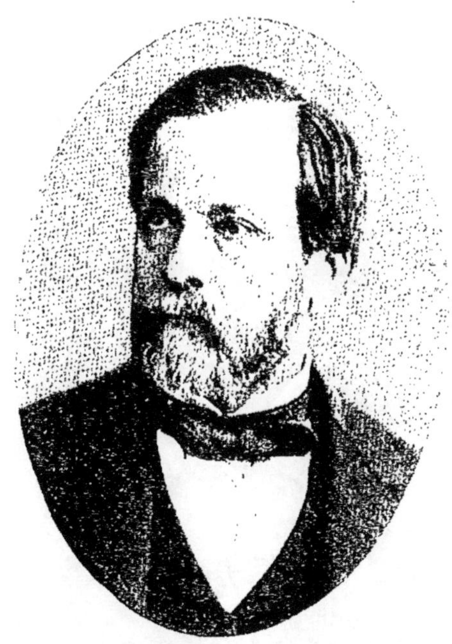

[Fig. 118. — Type Cérébro-musculaire. Pasteur.

nature très diverse; l'individu considéré est, en effet, tantôt un sensitif, tantôt un génital, etc.

Les Cérébraux observés dans le Service d'Identité judiciaire ou dans les asiles d'aliénés mangent peu, et peuvent vivre inertes, dans une atmosphère confinée, mais les excitations cérébrales leur sont indispensables. Livrés à eux-mêmes, ils accomplissent pour se les procurer des actes anti-sociaux ou anti-naturels (actes de masturbation chez les idiots).

Lorsqu'on veut les élever au point de vue général, il

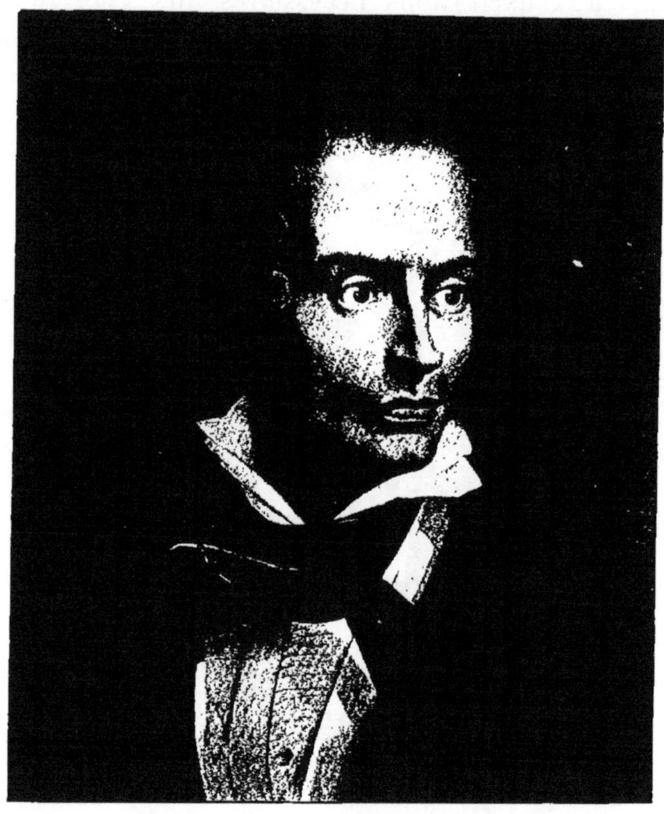

Fig. 119. — Type cérébro-respiratoire.

Laënnec. D'après un portrait sur ivoire identifié pour la première fois en 1908 par le Dr Mac-Auliffe.

faut, même pour les plus déshérités d'entre eux, avoir recours aux excitations cérébrales (Enseignement pédagogique des enfants arriérés, etc.).

## Types mixtes.

Nous avons déjà fait comprendre souvent que tous les types pouvaient se combiner entre eux.

Il existe des Cérébraux-musculaires, exemple Pasteur, des Cérébraux-respiratoires, exemple Laënnec, des Cérébraux-digestifs, exemple Schopenhauer, autant du moins qu'on peut en juger par les documents iconographiques en notre possession.

## Variations sexuelles.

Le Type Cérébral chez la femme (fig. 13, 120 et 121) est caractérisé, comme chez l'homme, par une réduction de la masse squelettique des membres, par un buste moyen, une envergure petite, etc., tandis que la tête prend, surtout dans le sens de la largeur et dans des proportions constatées 14 *fois sur* 20, une prédominance indiscutable.

Le diamètre bizygomatique est quelquefois élargi (10 fois sur 20), et son développement paraît lié à celui du diamètre frontal. La projection en dehors des apophyses orbitaires externes entraîne la projection en dehors des os malaires et de l'arcade zygomatique sur laquelle ceux-ci s'articulent.

La largeur de tête est grande ainsi que le diamètre frontal.

A cause de la chevelure, souvent abondante chez la femme, et recouvrant plus ou moins le front, il est parfois difficile de constater le mode d'implantation des cheveux.

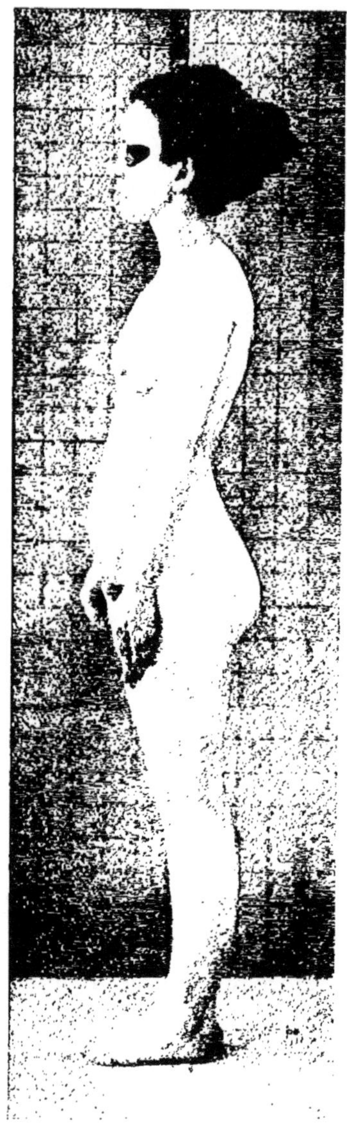

FIG. 120. — TYPE CÉRÉBRAL.

Même sujet que fig. 13. Vue de profil. (*Photographie stéréométrique à 1/10, réduite à la hauteur de 0 m. 15.*) Noter le faible développement de la face par rapport au crâne, la hauteur du front et son profil courbe, les grandes dimensions de l'oreille et la petitesse du pied et des membres.

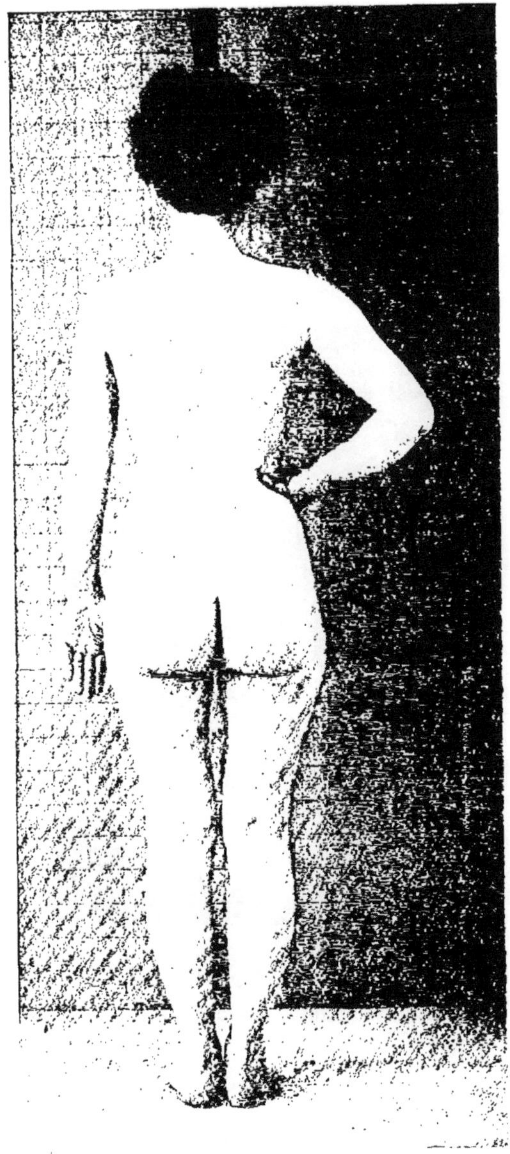

FIG. 121. — TYPE CÉRÉBRAL.

Même sujet que fig. 13 et 120. Vue dorsale. (*Photographie stéréométrique à 1/10, réduite à la hauteur de 0 m. 15.*) Noter le faible développement des membres et des segments de membres par rapport à la taille déjà réduite elle-même (1 m. 50).

Du reste, il ne nous semble pas que l'implantation des cheveux *en pointe*, qui s'observe chez tous les Cérébraux, se rencontre avec la même fréquence chez les femmes Cérébrales. On ne la constate que chez quelques-unes d'entre elles (implantation en épi).

Chez les autres, l'implantation des cheveux est plus ou

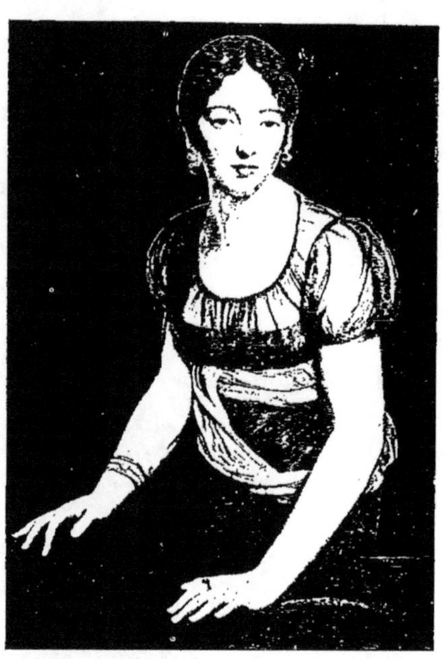

Fig. 122. — Type Cérébral.
Portrait de la comtesse Saint-Jean-d'Angély, par le baron Gérard.

moins circulaire; mais chez toutes on observe un front large, harmonieusement arrondi, de profil courbe, surmontant une face extrêmement réduite dont les cavités orbitaires sont pourvues de grands yeux.

Le buste a été trouvé petit 8 fois sur 15.

Parmi les portraits qui donnent une idée très nette des

caractéristiques de la Cérébrale, nous citerons le portrait de la comtesse Saint-Jean-d'Angély (fig. 122), au Musée du

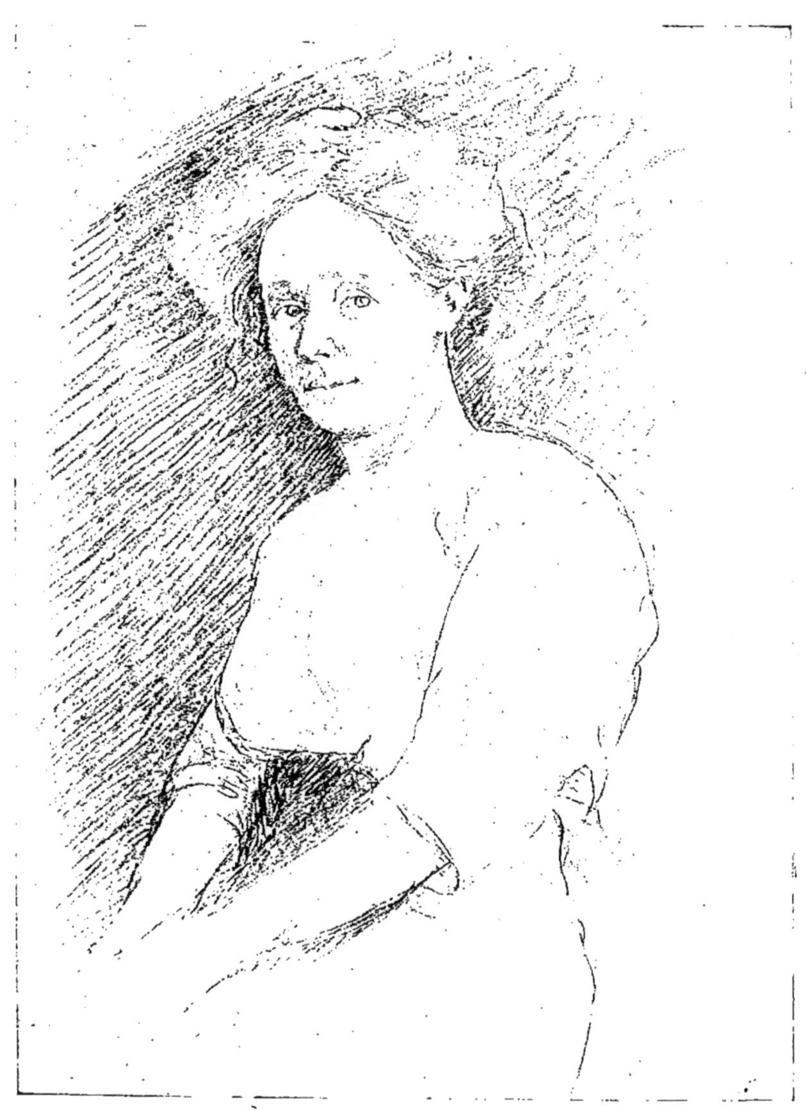

Fig. 123. — Type Cérébral.

Mme X..., 30 ans. Portrait fait par Mme Jeanne Bardey au laboratoire de Morphologie de l'École des Hautes-Études.

Louvre, par le baron Gérard, le portrait de Madame Greuze par Greuze (par exemple dans « La Cruche cassée »), un très grand nombre de portraits de Madame Vigée-Lebrun ainsi que quelques tableaux de Lawrence.

Les femmes observées à l'asile de Maison-Blanche avaient une prédominance cérébrale beaucoup moins accentuée

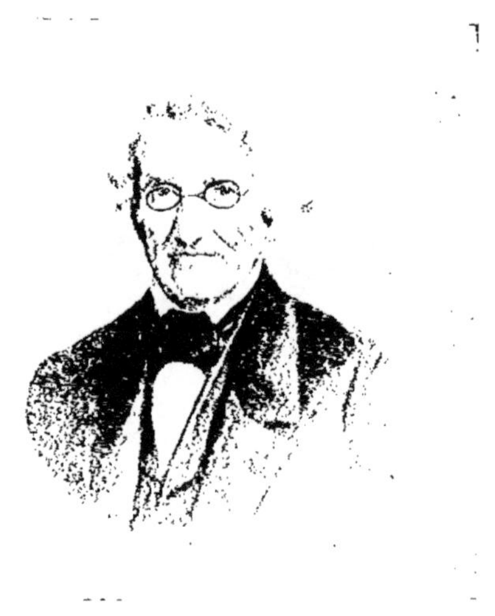

FIG. 124. — TYPE CÉRÉBRAL.
Duméril le vieux, naturaliste français. (*Photographie inédite prise la dernière année de sa vie.*)

que les femmes dites normales sur lesquelles nous avons fait nos premières observations. Elles constituaient pour la plupart des types mixtes, n'ayant que quelques caractères morphologiques du Cérébral.

Le buste a été trouvé petit chez la plupart des aliénées Cérébrales. Toutes ces différences s'expliquent facilement par le caractère irrégulier du développement ontogénique.

## Coup d'œil sur l'évolution du Cérébral.

Il existe incontestablement des esprits qui, jusqu'à une époque très avancée de la vie, conservent toute la plénitude de leurs facultés. C'est surtout, suivant l'observation

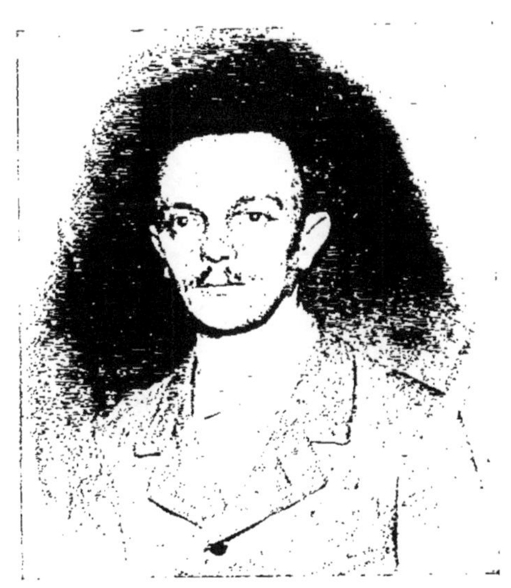

Fig. 125. — Type Cérébral.

X..., 40 ans, ouvrier bijoutier, né à Lyon de parents lyonnais. (*Photographie prise six mois avant la mort.*) Noter l'aspect figé de la physionomie; le Cérébral en plein équilibre a, au contraire, une mimique très expressive.

de Ball, dans les professions libérales, parmi les hommes qui n'ont jamais cessé d'exercer et de cultiver leur esprit que l'on rencontre les cas les plus frappants de cette longévité intellectuelle; exemple: Voltaire, Fontenelle, Gluck, etc...[1].

« La vie intellectuelle, dit encore M. Proust, convient *à certaines natures*, et l'on a vu d'illustres savants, après

1. Voir A. Marie, *La Démence*.

une laborieuse existence, atteindre les limites extrêmes de la vieillesse. On peut citer les noms d'Arago, de Biot, de

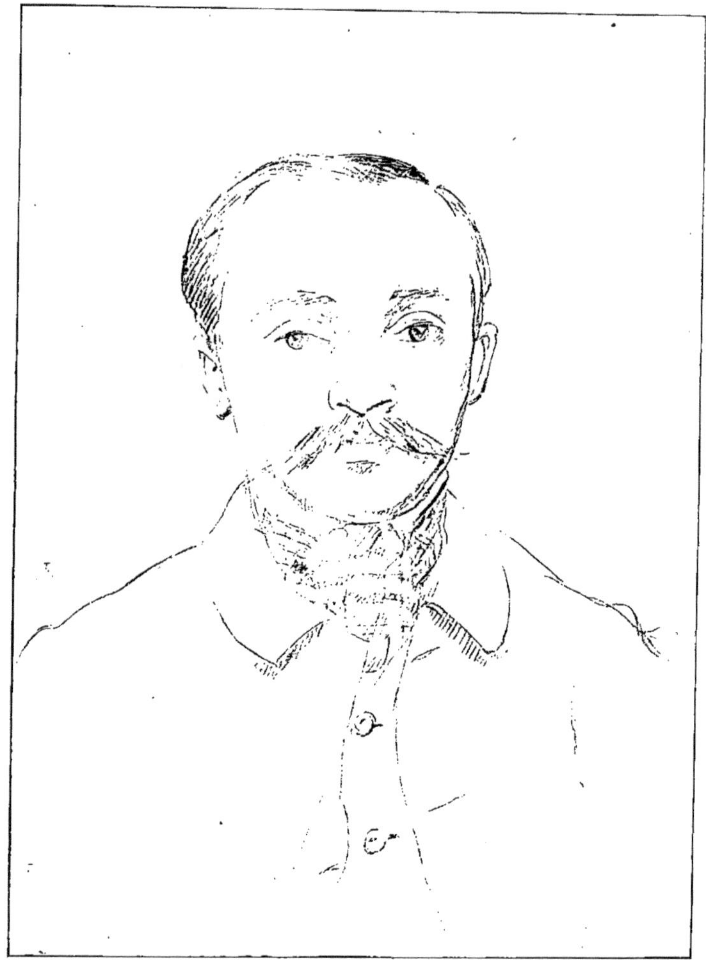

FIG. 126. — TYPE CÉRÉBRAL AVEC HYPOMIMIE.
Paralytique général, âgé de 25 ans (diminution de la mimique).
Dessin de Mme Jeanne Bardey.

Thénard, de Thiers, et parmi les vivants nous en trouvons de brillants exemples parmi les Chevreul, les Bouillaud et d'autres célébrités qui ont conservé malgré les années une vigueur d'esprit peu commune. »

Cependant, dans la majorité des cas, l'horizon intellectuelle du Cérébral se rétrécit progressivement; son expérience très grande, les connaissances qu'il possède lui permettent de donner encore l'illusion d'une vaste activité intellectuelle; puis l'élasticité, la faculté d'adaptation du cerveau tendent à diminuer. Le Cérébral arrive à la période de *la systématisation des idées*. Son intelligence oscille faiblement dans le cercle étroit des représentations mentales antérieurement acquises. Il n'accepte plus une idée ou un groupe d'idées nouvelles; son cerveau est en quelque sorte contracturé et tombe peu à peu dans l'inertie.

Néanmoins, pendant un temps très long qui s'étend chez les Cérébraux qu'il nous a été donné d'observer jusqu'à plus de 70 ans, on constate, au point de vue social, une véritable supériorité.

Leur appareil encéphalique est capable de supporter la plupart des chocs moraux, les grandes catastrophes seules peuvent les abattre.

# CHAPITRE VI

## CONSÉQUENCES SOCIALES ET PHYSIOLOGIQUES DE LA MORPHOLOGIE HUMAINE

Ce livre étant destiné surtout aux médecins, nous devons envisager les conséquences de toutes les données de morphologie individuelle que nous venons d'établir, au double point de vue social et physiologique.

### 1° Conséquences sociales.

Il n'est pas téméraire d'affirmer que, dans tout ce qui touche à la formation de l'individu, autrement dit à l'éducation, nous procédons par tâtonnements et n'avons d'autre guide que l'empirisme.

En face d'un enfant non malade, que pouvons-nous dire, lorsque nous sommes interrogés par hasard? Rien de positif.

L'éducation est et reste purement pédagogique. Elle échappe au seul homme qui devrait *la diriger*, au médecin.

Désormais, en prenant pour base les connaissances morphologiques, celui-ci doit avoir un rôle prépondérant, et ses conseils reposeront sur des faits indiscutables.

La morphologie de formation est, cela se conçoit, surtout à envisager au point de vue qui nous occupe.

Notre but doit être de former des individus vraiment différenciés, c'est-à-dire possédant une prédominance nette et franche.

Pour arriver à ce but, il ne suffit pas de connaître les caractères morphologiques, en quelque sorte naissants de l'enfant, il faut en outre tenir compte d'une donnée de *morphologie évolutive*, capitale dans l'espèce.

L'enfant dès sa naissance respire une atmosphère qui va rester toute sa vie le stimulant de son appareil respiratoire. Il prend, en un mot, un contact pour ainsi dire total et définitif avec le milieu atmosphérique; par contre, il reste quelques mois séparé du milieu alimentaire ordinaire et entretient son tube digestif grâce au lait que lui donne sa mère : c'est le fil qui le tient encore attaché à celle-ci et prolonge sa dépendance vis-à-vis d'elle.

Puis, vers la dixième ou la douzième année, la prise de contact avec toute la gamme des aliments est complète : l'alimentation est au point de vue qualitatif celle de l'adulte. A ce moment intervient le développement de l'appareil musculaire qui prend un essor prépondérant : l'enfant devient adolescent.

Enfin, dernière étape, le cerveau réclame son droit : il est curieux; il accumule les images; il les groupe; il s'instruit, en un mot.

En définitif, quatre étapes morphologiques, ou mieux quatre degrés dans la morphologie de formation, répondant en quelque sorte à quatre vies successivement différenciées, la vie respiratoire, la vie digestive, la vie musculaire et la vie cérébrale. Et la comparaison s'impose à notre esprit, avec la plante qui, elle aussi, parcourt quatre stades successifs avant de s'épanouir et de se reproduire : le stade de la racine, celui de la tige, celui de la feuille, celui des fleurs.

Il va sans dire que les phases du développement morphologique de l'homme ne sont pas nettement séparées, mais qu'elles s'imbriquent plus ou moins. Elles sont d'ailleurs d'autant plus nettes que nous avons affaire à un organisme mieux équilibré, c'est-à-dire d'un développement morphologique en rapport avec les milieux.

L'influence de ceux-ci sur la formation de l'enfant sera donc graduée en quelque sorte suivant l'ordre chronologique que nous venons de dégager.

En résumé, deux ordres de faits morphologiques domineront dans l'esprit du médecin éducateur : *faits de morphologie actuelle :* détermination du type auquel appartient l'enfant; *faits de morphologie évolutive :* détermination du stade évolutif de l'enfant et graduation de l'action des milieux d'après celui-ci.

Le rôle du médecin éducateur doit être, en principe, de fournir à l'enfant jusqu'à 10 ou 15 ans le meilleur milieu atmosphérique avec la meilleure alimentation individuelle appropriée; plus tard, les exigences du système musculaire doivent être prises en considération : point de vie sédentaire ou trop exclusivement cérébrale. Enfin, l'intelligence s'épanouit et, quel que soit le milieu où vit l'homme, le cerveau devrait trouver, à partir de l'adolescence, les matériaux nécessaires à entretenir son excitabilité (nécessité physiologique du développement de l'instruction dans le milieu ouvrier et paysan, une fois l'adolescence atteinte).

Il y a plus. Nous devons tenir compte d'autres caractères morphologiques. Deux cas peuvent se présenter :

*a*) La différenciation morphologique est rapide;

*b*) La différenciation morphologique est lente.

Non compris, non dirigé, le premier aboutira à une déformation *monstrueuse*, le second à une forme plus ou moins *symétrique;* dans un et l'autre cas les qualités d'adaptation de l'individu seront diminuées.

Pour éviter ce double écueil, il faudra singulièrement améliorer les conditions qui président à la formation des générations présentes et futures : — conditions respiratoires (nécessité d'écoles, de lycées, au plein air) — conditions digestives (nécessité des tables de régime, d'une alimentation plus appropriée à l'âge des enfants, etc.) — conditions musculaires (nécessité d'un entraînement gymnastique méthodique entre 10 ou 15 ans, suivant les cas) — conditions cérébrales (revision de l'horaire des classes, etc.).

Quand cette notion qui dérive de la morphologie sera maîtresse des esprits, nous aurons réalisé cette éducation que réclame Nietsche lorsqu'il dit : « La bonne éducation est celle qui donne la force de s'en libérer pour s'en créer une individuelle. »

## 2° Conséquences physiologiques.

C'est la zone de contact la plus large qui fait les frais de la maladie, soit qu'elle reçoive le plus grand nombre de chocs en raison de sa prédominance, soit qu'elle réponde plus particulièrement aux chocs morbides en raison de la place qu'elle tient dans l'économie.

Examinons nos divers types au point de vue pathologique.

C'est chez le *Respiratoire* que nous observerons surtout le catarrhe et l'emphysème, l'asthme; au cours des processus infectieux il sera plus exposé qu'un autre aux localisations respiratoires.

Le *Digestif*, c'est l'individu évoluant vers l'une ou l'autre des trois localisations digestives : gastrique, intestinale, hépatique.

Le *Musculaire*, c'est le rhumatisant sous toutes ses formes, le goutteux.

Le *Cérébral*, c'est le migraineux avec toutes ses variétés, c'est le délirant au cours du moindre épisode fébrile.

De cette exposition, schématique et raccourcie, se dégagent de vrais cadres pathologiques auxquels correspondent des données très précises d'hygiène thérapeutique, et il est permis de dire que cette dernière science a beaucoup souffert de l'absence de connaissances morphologiques.

Les exemples abondent, au contraire, où la morphologie humaine permet des guérisons qui semblent merveilleuses et qui ne sont que rationnelles.

Ici c'est une jeune fille Respiratoire qui maigrit parce qu'elle vit dans une atmosphère confinée et qui ne reprendra sa forme, quelle que soit la thérapeutique employée, qu'après avoir été mise au grand air.

Dans cet autre cas, il s'agit d'un Cérébral astreint à un travail manuel au-dessus de ses forces et qu'il suffira d'éclairer sur sa prédominance pour lui rendre l'équilibre.

Telle Digestive sera constipée par insuffisance d'alimentation. Tel Musculaire verra s'évanouir ses rhumatismes lorsqu'il se sera astreint à un exercice physique régulier, etc.

Pour nous résumer, disons que la connaissance du type morphologique permet au médecin de prévoir les localisations morbides en l'absence de milieux auxquels l'organisme puisse s'adapter; elle lui permet donc de jouer un *rôle préventif*.

Elle lui permet aussi de jouer un *rôle curatif* grâce à l'hygiène thérapeutique qu'elle éclaire. En présence du malade, le médecin morphologiste est sûr de lui, puisqu'il possède des moyens naturels d'une puissance méconnue et capables de rendre à l'organisme sa spontanéité.

# ANNEXES

---

# DOCUMENTS

# ANTHROPOMÉTRIE CLINIQUE

## I

Il est de plus en plus indispensable, en médecine générale, en médecine scolaire, militaire, psychiatrique, d'employer les pratiques anthropométriques capables de renseigner sur la forme du sujet à étudier. La simple inspection pratiquée par quelques cliniciens, tels que Krilow (de Moscou), Sigaud (de Lyon), etc., a pu fournir de remarquables résultats; mais elle ne peut suffire, si l'on veut pratiquer une analyse morphologique fine.

Toutefois, elle doit toujours précéder les mensurations. Le premier examen doit porter sur la *tête* qui, vue de face et de profil, doit être *classée* suivant l'un des quatre types étudiés, ou être *notée comme indécise* au point de vue de la forme. L'attention de l'observateur doit se porter ensuite sur le *tronc* et les *membres* qui doivent être classés de la même façon après examen de face et de profil.

*Formule morphologique.* — Quelques psychiatres et quelques médecins militaires ont adopté sur nos indications la formule suivante, qui définit par un numérateur et un dénominateur le sujet examiné. Si l'on appelle :

R, le type Respiratoire,
D, le type Digestif,
M, le type Musculaire,
C, le type Cérébral,

on aura par exemple, après examen : 1° de la tête; 2° du buste et des membres, pour des types purs,

$$\frac{R}{R}, \frac{D}{D}, \frac{M}{M}, \frac{C}{C}.$$

Dans ces formules, le numérateur exprime la caractéristique morphologique de la tête, le dénominateur celle du tronc et des membres.

On pourra de même avoir, lorsqu'il s'agira de types mixtes, des formules telles que celles-ci :

$$\frac{R}{D}, \frac{C}{M}, \text{ etc.}$$

Si, outre une prédominance assez nette, le sujet examiné montre une prédominance morphologique secondaire, si, par exemple, tout en étant un Cérébral, sa tête offre quelques signes du Type Musculaire, on exprimera cette deuxième prédominance par la lettre indiquant le type morphologique qu'on mettra entre parenthèses. C'est ainsi que $\frac{C\ (M)}{C}$ exprimera un Cérébral dont la tête offre un peu les caractéristiques du Type Musculaire. Il est facile de comprendre que, dans ces formules très simples, une lettre non entre parenthèses, répétée au numérateur et au dénominateur, exprime la prédominance morphologique du sujet. Si l'on a par exemple :

$$\frac{\text{M (R)}}{\text{M (R)}}$$

le sujet étudié est un Musculo-respiratoire dont la morphologie prédominante est l'appareil musculaire.

Une formule telle que celle-ci : $\frac{\text{D (M)}}{\text{R (M)}}$ exprimerait un type indécis. *Avec le numérateur* C, *même si le dénominateur comporte* M, R *ou* D, *la formule exprime toujours un Cérébral.*

## MENSURATIONS PROPREMENT DITES

### A. — Taille.

Un très grand nombre de méthodes de mesure de la taille ont été indiquées; toutes sont mauvaises, sauf la méthode suivante employée à la Préfecture de Police (voir fig. 127).

Le sujet, étant pieds nus sur un plancher dont l'horizontalité a été vérifiée au niveau d'eau, est adossé à un mur dont la verticalité a été vérifiée au fil à plomb. Un double mètre rigide, en bois, acheté dans une des maisons qui s'occupent spécialement de la fourniture des instruments anthropométriques, doit être fixé le long du mur vertical. Ce mètre doit être gradué en millimètres.

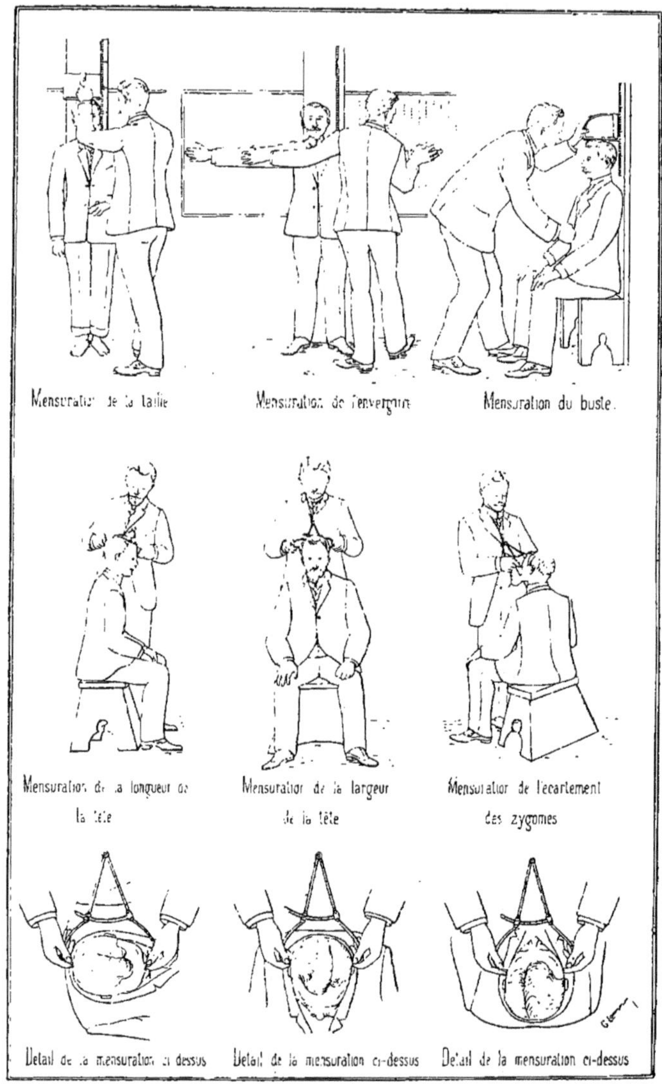


Fig. 127.

**Mensurations.**

1er *temps* (d'après A. Bertillon et Chervin). — On fait prendre au sujet la position du soldat sans armes, les talons réunis et touchant au mur, les genoux tendus, le corps droit et d'aplomb, les épaules effacées et les bras pendant naturellement le long du corps, le corps tendu, le menton légèrement rentré, le regard horizontal.

2e *temps*. — Le sujet étant correctement placé, on appuie légèrement sur le ventre avec la main droite, pour corriger, s'il y a lieu, un excès de cambrure. En même temps, de la main gauche, on saisit un équerre à double pan (voir fig. 127) qu'il est facile de faire construire par les menuisiers même les moins habiles.

Cette équerre est placée à quelques centimètres au-dessus de la tête du sujet, en la plaquant à la fois contre le mur et contre l'arête saillante du mètre (côté de la graduation). On descend vivement l'équerre jusqu'au contact avec le sommet du crâne, en prenant comme guide la saillie formée par l'épaisseur du mètre. Puis, l'immobilisant au moyen d'une pression plus forte contre le mur, on lit le chiffre de la graduation vis-à-vis le plan inférieur de l'équerre.

La taille s'inscrit en mentionnant les centimètres *exactement* et les millimètres approximativement, tels que les laisse deviner la vue. La taille est, de toutes les mensurations, la plus délicate. Chez un individu non voûté, il y a commencement de faute dans la mensuration de la taille, lorsque deux opérations successives indiquent une divergence de 7 millimètres en dessus ou en dessous du chiffre vrai, et faute lourde lorsque l'écart dépasse 15 millimètres.

### B. — Mensuration du buste (d'après A. Bertillon et Chervin).

1er *temps* (voir fig. 127). — Inviter le sujet à s'asseoir sur un tabouret de 40 centimètres de hauteur, de forme exiguë (de 0 m. 25 à 0 m. 30 c. carrés), de façon à forcer le sujet à s'asseoir bien au fond, les fesses au mur. S'assurer que les jambes sont pliées d'équerre par rapport aux cuisses, les reins cambrés sans excès, les deux épaules également tombantes et la tête dans la position normale.

2e *temps*. — Descendre l'équerre mobile de la même manière que pour la taille, puis inscrire le chiffre indiqué en le diminuant de la hauteur du tabouret (0 m. 40); il y a faute lourde lorsque deux mensurations successives du buste donnent une divergence en plus ou en moins de 1 centimètre.

### C. — Détermination de la longueur du membre inférieur (d'après Topinard).

On doit déterminer la dimension du membre inférieur en retranchant la longueur du buste de celle de la taille.

### D. — Mensuration de la grande envergure (d'après Bertillon et Chervin).

La grande envergure est la plus grande longueur que puissent atteindre les bras étendus horizontalement. Il est procédé à sa mensuration aussitôt après celle de la taille, sans avoir à déplacer le sujet; mais il faut, au préalable, fixer sur le mur, à la hauteur des épaules d'un homme de moyenne taille (1 m. 65), d'un côté un tasseau sur lequel les doigts de la main gauche vont prendre appui, et de l'autre une feuille de toile cirée, graduée et numérotée (de 1 m. 35 à 2 m.).

1er *temps* (fig. 127). — Le sujet étant adossé au mur est invité à étendre les bras en croix. L'opérateur, faisant face à la graduation murale, les lui maintient dans cette position en l'engageant, si cela est nécessaire, à se déplacer soit à droite. soit à gauche, d'une quantité suffisante pour que l'extrémité du médius vienne buter contre le tasseau d'origine, mais en exigeant que le sujet soit campé bien d'aplomb sur ses jambes.

2e *temps*. — S'assurer d'un coup d'œil que, de l'extrémité du médius droit à celle du côté opposé, tous les centres articulaires des poignets, des bras et des épaules sont sur une même ligne horizontale. Alors, obtenant l'immobilité et l'adhérence des bras de son sujet par une légère pression contre le mur, l'opérateur lit l'indication de la graduation en centimètres, en négligeant les millimètres. Mais, au delà d'un demi-centimètre, on inscrit l'unité centimétrique suivante[1]. Il y a faute lourde lorsque

1. Il y a entre l'envergure et la taille une corrélation bien connue : *la longueur de la grande envergure est en moyenne, chez l'homme, de 4 centimètres plus grande que la hauteur de la taille.*

*Chez la femme, l'envergure dépasse en moyenne la taille de* 0 m. 015.

Ces deux indications se vérifient donc mutuellement. Aussi, toutes les fois que l'envergure se trouve être inférieure de quelques centimètres à la taille ou la dépasse de plus d'une dizaine de centimètres, il y a lieu de craindre qu'une faute n'ait été commise ; il est donc prudent de procéder à un contrôle de mensurations, non seulement de l'envergure, mais aussi de la taille. M. Chervin donne le nom d' « indice crucial » au rapport de la grande envergure à la taille

deux mensurations successives de l'envergure donnent une différence en plus ou en moins de 1 centimètre.

### E. — Mensuration de la longueur de la tête (diamètre antéro-postérieur) (d'après A. Bertillon et Chervin).

1er *temps* (voir fig. 127). — Faire asseoir le sujet sur le tabouret, la tête légèrement inclinée vers le sol, et se placer à sa gauche. Placer la pointe gauche du compas d'épaisseur dans la cavité de la racine du nez[1], l'extrémité arrondie de la pointe étant maintenue entre le pouce et l'index, qui s'appuient sur les parties circonvoisines du nez et l'empêchent de dévier vers l'une des deux cavités orbitaires, ce qui fausserait entièrement la mesure.

Saisir concurremment de la main droite la pointe du même côté et l'amener vers le haut et le milieu de la tête, l'extrémité de la tige dépassant de 1 centimètre à peine le bout des doigts de l'opérateur, de façon néanmoins qu'elle puisse pénétrer facilement entre les cheveux. Les autres doigts des deux mains, légèrement pliés, maintiennent le compas dans une position presque horizontale, de telle sorte que la graduation millimétrique soit bien éclairée. Fixer les yeux sur le trait index de la graduation, faire descendre la pointe droite du compas sur le derrière et le milieu de la tête jusqu'à ce qu'elle ait atteint et dépassé le point saillant; puis, faire remonter cette pointe

1. En raison de la difficulté de trouver la glabelle, nous recommandons, d'accord avec MM. Bertillon et Chervin, le point de repère facile et incontestable de la racine du nez. Le compas d'épaisseur employé doit être celui de Bertillon, qui permet de déterminer les millimètres et non les doubles millimètres, comme celui de Broca.

en veillant à ce qu'elle continue à toucher le cuir chevelu. Repasser sur le maximum, tâtonner quelques instants, les yeux fixés sur la graduation, pour bien s'assurer qu'on a atteint le point maximum, et enfin lire l'indication de la graduation. Veiller à ce que, durant le cours de ces manœuvres et de celles qui vont suivre, le sujet ne fronce pas le sourcil; c'est là un mouvement instinctif, assez fréquent, qui, non réprimé, pourrait indûment accroître de 1 millimètre la dimension cherchée.

Le point maximum est généralement situé sur la bosse occipitale; quelquefois, cependant, il est au-dessus. Il ne faut pas oublier, d'ailleurs, que ce n'est pas la détermination de ce point que l'on cherche, mais bien la longueur qui le sépare de la racine du nez.

2e *temps*. — L'opérateur, ayant apprécié à 1 millimètre près la longueur de la tête, retire le compas et le fixe à la longueur soupçonnée au moyen de la vis d'arrêt. Pour faire cette opération rapidement et sans trembler, il faut disposer ses doigts de la manière suivante : le pouce de la main gauche en travers de la branche droite et de la tige graduée, tandis que les autres doigts atteignent facilement le dessous de la branche droite. Du pouce et de l'index droits, amener la branche droite jusqu'au point millimétrique trouvé précédemment, et tourner la vis d'arrêt située au verso du trait index. Dans ce pointage, les quatre doigts étendus de la main gauche servent d'appui et préviennent les oscillations qui ne manqueraient pas de se produire si la droite agissait isolément. Avoir bien soin d'arrêter le compas juste vis-à-vis du trait index, et non à côté, à 1 millimètre en dessus ou en dessous.

3e *temps*. — Le compas une fois fixé à l'ouverture voulue, il faut le ramener sur la racine du nez du sujet et recommencer le mouvement de va-et-vient effectué au premier temps. Par ces derniers mouvements, l'opérateur vérifie l'exactitude de la mesure obtenue et cherche, en oscillant de-ci, de-là, si une petite bosse osseuse située à droite ou à gauche du plan médian, et pouvant modifier la longueur trouvée par lui, ne lui a pas échappé au premier temps. La pointe vient-elle dans cette manœuvre à rencontrer une résistance, il augmente l'ouverture du compas de 1 à 2 millimètres, en opérant comme il a été dit au deuxième temps, et recommence le troisième temps.

Si, au contraire, la pointe ne touche nulle part, ou si le frottement sur le point maximum est presque imperceptible, l'opérateur essaie une ouverture inférieure de 1 à 2 millimètres.

Après quelques jours de pratique, il est rare que l'on ait besoin, pour arriver au chiffre exact, de plus d'un ou deux tâtonnements. Quelle que soit l'habileté de l'opérateur, ce troisième temps, dit de contrôle, doit toujours être effectué. Pour cette vérification, se baser surtout sur le frottement plus ou moins grand de la pointe sur le cuir chevelu. La pointe gauche reposant bien, c'est-à-dire entrant bien dans la concavité de la racine du nez, la droite doit toucher la peau de la tête. Mais il ne faut pas avoir besoin, pour passer sur le point maximum, d'exercer la moindre pression sur les branches, qui sont malheureusement toujours assez flexibles pour se prêter à un certain degré de redressement. Si le cas venait à se produire, il serait l'indice assuré d'une mesure trop petite de 1 à 2 millimètres. Quand le compas est fixé à la longueur exacte, le frottement est tel qu'il devient nul avec un seul millimètre en plus, et dur avec un seul millimètre en moins. Bien plus, il arrive quelquefois, surtout chez les sujets maigres, que la pointe est jugée trop serrée à tel millimètre et trop lâche au millimètre suivant. C'est qu'alors la longueur réelle tombe plus ou moins exactement au milieu des deux millimètres contigus. L'emploi des fractions de millimètre étant inutile, l'opérateur dictera en pareille occurrence le chiffre qui lui semblera, pour chaque cas particulier, le plus près de la vérité.

*Approximation.* — Des prescriptions précédentes, nous devons conclure que la mensuration de la longueur de la tête est susceptible d'être relevée, à un demi-millimètre près, quoique la mention du demi-millimètre n'y soit jamais faite. En exceptant le cas où l'indication vraie tomberait à peu près juste entre deux graduations millimétriques, on doit admettre qu'il y a commencement d'erreur de la part de l'opérateur lorsque l'écart entre deux longueurs de tête relevées sur le même sujet s'élève à 1 millimètre, et faute lourde lorsque cette différence atteint 2 millimètres.

### F. — Mensuration de la largeur de la tête (diamètre transversal) (d'après Bertillon et Chervin).

1er *temps* (voir fig. 127). — Le sujet étant assis, comme pour la mensuration de la longueur, il faut se placer derrière lui. Tenir les branches du compas à peu de distance des extrémités et les placer d'abord sur l'attache supérieure de chaque oreille, et, de là, les élever, puis les rabaisser verticalement à travers la chevelure du sujet. Comme il a été dit pour la longueur, l'opérateur, les yeux fixés sur la graduation, apprécie le mouvement d'augmentation, bientôt suivi de diminution non interrompue, à mesure que les pointes du compas s'approchent du sommet de la tête. Redescendant, il voit aussitôt le mouvement d'accroissement reprendre, pour diminuer ensuite, et il cherche à déterminer la position des deux points généralement symétriques où la diminution recommence. Ces deux points ne sont pas nécessairement ceux du maximum de largeur, mais ils sont généralement situés, à peu de chose près, sur le même plan horizontal que le diamètre cherché. Aussi l'opérateur ayant atteint ce plan horizontal n'a-t-il plus qu'à faire osciller lentement son compas une ou deux fois, d'arrière en avant et d'avant en arrière, pour être à même de s'arrêter sur le maximum et de lire la graduation.

2e *temps.* — Le deuxième temps de la mensuration de la largeur a le même but que le temps correspondant de la longueur, c'est-à-dire de fixer le compas à la mensuration trouvée par le moyen de la vis d'arrêt.

3e *temps.* — Dans le troisième temps, le compas étant pointé à la largeur trouvée, l'opérateur s'assure si l'ouverture n'est ni trop large ni trop étroite. Il est très important que, pendant toute cette vérification, le sujet soit assis carrément et que, de son côté, l'opérateur ait le corps d'aplomb et les coudes libres et symétriquement levés, afin que les deux pointes du compas avancent bien du même mouvement.

*Approximation.* — Un changement considérable survenu dans l'état graisseux du sujet peut entraîner une différence de 1 millimètre en plus ou en moins entre deux mensurations successives. Au delà de ces limites, il y aurait eu faute lourde de la part de l'opérateur.

### G. — Mensuration du diamètre bizygomatique (d'après Bertillon et Chervin).

Il faut, naturellement, suivre les précautions générales déjà indiquées pour les diamètres céphaliques.

1er *temps* (voir fig. 127). — Le sujet étant placé sur un tabouret, lui faire écarter les jambes et se placer devant lui, le plus près possible, les talons réunis, les pieds en équerre, le corps d'aplomb, de façon à avoir symétriquement l'usage des coudes. Tenir les branches du compas près des pointes et les placer symétriquement à peu de distance des tragus. S'éloigner du tragus en faisant osciller l'instrument du haut en bas et d'avant en arrière, tout en ayant soin d'en maintenir les extrémités sur un même plan horizontal, et suivre sur la graduation les variations de l'index. Comme pour les mensurations précédentes, l'observateur apprécie le chiffre qui lui paraît correspondre au maximum d'écartement.

2e *temps*. — Fixer les branches du compas au chiffre trouvé.

3e *temps*. — Replacer les pointes du compas sur les apophyses zygomatiques, et s'assurer, par des oscillations tantôt verticales et tantôt horizontales, bien symétriques, que l'ouverture du compas est convenable, ce qu'on reconnaît au frottement des pointes, lesquelles doivent plisser légèrement la peau

*Approximation.* — Le plus ou moins d'épaisseur de la couche graisseuse recouvrant les apophyses zygomatiques empêche d'atteindre le degré de précision exigible pour la mensuration des diamètres céphaliques. Nous évaluons l'approximation de la mensuration bizygomatique à 1 millimètre en plus ou en moins.

### H. — Mensuration de la hauteur auriculo-bregmatique (d'après Chervin).

Les diamètres antéro-postérieur, transversal et bizygomatique donnent les dimensions horizontales de la tête; il est très intéressant également d'avoir une dimension verticale.

Pour obtenir cette mensuration dans les meilleures conditions, on a pensé qu'il était préférable, en l'absence de tout instrument spécial, de l'obtenir par une petite opération d'arithmétique.

Cette hauteur auriculo-bregmatique est obtenue de la manière suivante :

1er *temps.* — Aussitôt après avoir mesuré la taille, et sans que le sujet ait quitté la position qu'il avait prise pour cette opération, on prend à nouveau l'équerre à double pan. On la descend jusqu'à ce qu'elle se trouve au niveau du centre du trou auditif externe.

Sur un sujet placé dans la position indiquée pour la

mensuration de la taille, le centre du conduit auditif externe est nettement indiqué par le sommet du tragus.

2e *temps*. — On inscrit le point où s'arrête l'équerre et, par soustraction de la taille, on obtient ensuite la hauteur de la tête ou hauteur auriculo-bregmatique.

Cette mesure est prise en millimètres; elle est peu sûre et sujette à des variations dépassant 2 millimètres, suivant les opérateurs.

## I. — Mensuration de la longueur de l'oreille droite (d'après Bertillon et Chervin).

La mensuration des diamètres de l'oreille se prend avec un petit compas à glissière construit sur les indications de Bertillon (fig. 128). Les mensurations prises avec une autre technique que celle exposée ci-dessous et avec un autre instrument sont sujettes à discussion.

*Position du sujet*. — Le sujet ayant la figure bien éclairée, lui faire incliner légèrement la tête à gauche et en arrière, de façon que l'oreille se présente bien et que l'extrémité inférieure de la tige des compas ne puisse se buter contre l'épaule, ce qui pourrait se produire si la tête conservait sa position normale.

1er *temps*. — De la main droite saisir le compas spécial par l'extrémité inférieure de la tige, la branche fixe en haut, en plaquer le côté non gradué contre la joue, parallèlement à la ligne d'attache de l'oreille avec la joue, mais à une distance d'environ un demi-centimètre en avant, les branches larges, dites à palettes, reposant contre le crâne et étant dirigées vers le derrière de la tête.

2e *temps.* — De la main gauche, immobiliser la branche fixe du compas en prenant pour point d'appui le haut de la tête du sujet, le pouce gauche légèrement allongé appuyant fortement sur le bouton de cette branche, de façon qu'elle touche sans déprimer le bord supérieur de l'oreille, et en même temps pousser lentement la branche mobile, au moyen du pouce droit, jusqu'à l'effleurement avec le point extrême du lobe de l'oreille. Dans ce mouvement, qui demande une grande sûreté de main, appuyer de préférence le pouce droit sur le poussoir placé sur le même côté que les grandes branches.

3e *temps.* — Lire l'indication de l'index après avoir jeté un dernier coup d'œil sur la position des deux branches.

Nous ne saurions trop insister sur le soin qu'il faut apporter à cette opération pour ne pas déprimer soit la peau de l'ourlet supérieur, soit le lobe de l'oreille, ce qui pourrait occasionner très facilement une différence de plusieurs millimètres. L'approximation n'est, du reste, qu'à 2 millimètres près.

### J. — Mensuration de la largeur de l'oreille droite (d'après Chervin).

La largeur de l'oreille est relevée, aussitôt après la longueur, au moyen du même compas, sans faire subir de changement de position au sujet (fig. 128). Cette mensuration exige quelques explications à cause du changement de main qu'il nécessite. La tige de l'instrument passe de la main droite dans la main gauche, et, contrairement à ce qui se présente pour toutes les autres mensurations (celle de la coudée exceptée), c'est le pouce de la main gauche qui est chargé de pousser la branche mobile, tandis que celui de la main droite immobilise la mortaise de la

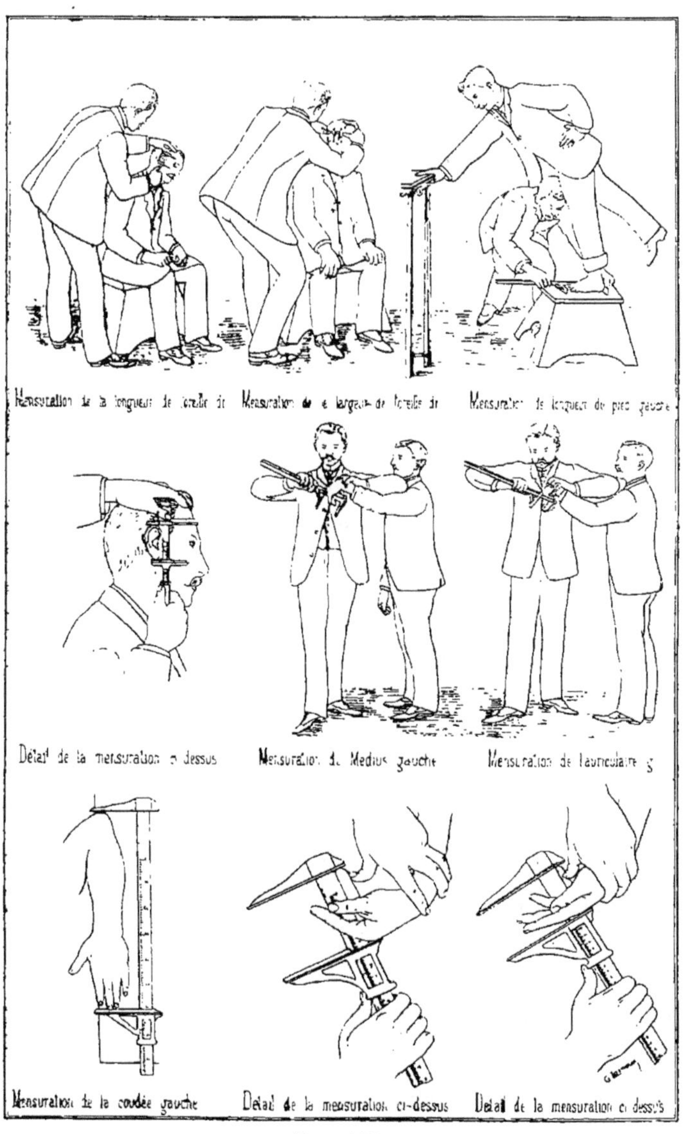


Fig. 128.

**Mensurations.**

branche fixe contre l'oreille. Ainsi, tandis que pour la mensuration de la longueur de l'oreille c'est la main gauche qui prend son point fixe sur le sommet de la tête, pour celle de la largeur c'est la droite qui s'appuie sur le haut du front.

1er *temps.* — Saisir la tige de l'instrument de la main gauche, la placer horizontalement à environ un demi-centimètre au-dessus du bord supérieur de l'oreille, de façon que la branche fixe étroite soit tournée inférieurement et vienne s'appuyer en avant du tragus contre la partie cartilagineuse du conduit auditif, parallèlement à la direction de la ligne de fusion avec la joue. La branche fixe et étroite étant correctement placée, l'immobiliser au moyen d'une pression exercée par l'extrémité du pouce de la main droite, tandis que les autres doigts étendus viennent prendre leur point d'appui sur le haut du front. De la main gauche, éloigner la tige graduée du crâne en proportion de l'écartement de l'oreille, jusqu'à ce que la branche mobile puisse être amenée vis-à-vis de la bordure postérieure.

Nous avons vu que, durant ce mouvement, la branche fixe servant de pivot devait être maintenue fortement contre l'oreille au moyen du pouce de la main droite dont les autres doigts prennent un point d'appui sur le haut du front.

2e *temps.* — Pousser lentement la branche mobile au moyen du pouce gauche, jusqu'à effleurement avec le bord postérieur de l'ourlet. Lire et dicter les chiffres de la graduation avant de retirer l'instrument. Cette mensuration est encore plus diffieile que celle de la longueur de l'oreille. Aux complications provenant de la mollesse de l'organe s'ajoute celle de bien diriger l'appareil dans le mouvement de conversion qu'on doit effectuer en prenant comme pivot la ligne idéale de l'attache de l'oreille qui passe en avant du conduit auditif. La difficulté de déterminer rigoureusement l'emplacement de cette ligne idéale, point de départ de la mensuration, vient encore augmenter l'inexactitude du résultat.

### K. — Mensuration de la coudée gauche (d'après Bertillon[1]).

L'opérateur dispose préalablement le compas-glissière ouvert au maximum sur une table, la branche fixe à droite, la tige graduée tournée de son côté parallèlement au bord de la table.

*Position du sujet* (fig. 128). — Ces dispositions prises, il invite le sujet à mettre son avant-bras entre les branches du compas, de telle façon que l'extrémité du médius, son articulation métacarpienne, le milieu du poignet et l'extrémité saillante du coude soient disposés en une ligne droite parallèle au bord de la table.

1er *temps.* — Immobilisant alors le poignet de son sujet en le maintenant de la main gauche, l'opérateur lui commande d'avancer l'épaule en portant le corps en avant et dirige au besoin ce mouvement au moyen de la main droite

1. Toutes les mensurations des membres doivent s'effectuer à gauche, le côté droit subissant plus que le côté gauche les déformations professionnelles et les membres droits étant plus fréquemment l'objet de muti lations accidentelles que les membres gauches.

jusqu'à ce que le bras de son sujet soit amené à former, par rapport à l'avant-bras, un angle aigu.

Mais il est rare que ce mouvement d'avancer l'épaule ne dérange pas la rectitude de la position qui vient d'être prise. Le coude notamment, entraîné par l'épaule, se soulève quelque peu de la table. Aussi l'opérateur doit-il presque toujours rabaisser et, en général, rétablir les positions.

2e *temps.* — Déplacer, sans brusquerie, le compas de droite à gauche, parallèlement à l'arête de la table, jusqu'à ce que la branche fixe vienne buter contre l'extrémité cubitale de la coudée. Descendre ensuite la branche mobile de la main gauche jusqu'à pression de l'extrémité digitale.

3e *temps.* — Aplatir le dos de la main du sujet, notamment à la hauteur du poignet, au moyen de la main droite.

Puis l'opérateur, les yeux fixés sur la graduation, abandonne un instant le curseur à lui-même afin qu'il puisse revenir en arrière si la pression contre les doigts a été trop forte.

Et alors seulement, si la position continue à rester correcte, il enregistre l'indication de l'appareil.

L'approximation tolérée pour la mensuration de la coudée est de 2 millimètres en dessous du chiffre vrai et d'un seul en dessus.

### L. — Mensuration des doigts médius et auriculaire gauches (d'après Bertillon).

L'indication qu'il s'agit de relever est : 1o la longueur du doigt médius de la main gauche, de son extrémité à l'articulation métacarpienne, le doigt étant plié d'équerre par rapport au dos de la main. Cette mesure s'effectue au moyen des petites branches du compas à glissière (fig. 128).

*Position du sujet.* — Caler obliquement sur sa poitrine l'extrémité de la grande branche fixe du compas-glissière. Se placer vis-à-vis du sujet, lui saisir de la main gauche le médius gauche et le mettre sur le dos du compas-glissière en veillant à ce que le bout du médius du sujet repose bien contre la petite branche fixe et que ses autres doigts ne soient pas repliés, mais dépassent la tige de chaque côté, ce qui facilite beaucoup l'exécution des mouvements suivants :

1er *temps.* — Assujettir le médius du sujet sur la tige, en plaçant ses doigts, savoir: le pouce gauche de l'opérateur appuyant sur l'articulation des 2e et 3e phalanges du médius du sujet, pour en maintenir l'adhérence contre la tige et l'empêcher de se plier en dehors, tandis que ses autres doigts exercent une pression sur le poignet du sujet, de façon à plier la main de ce dernier en équerre et à forcer l'extrémité du médius à se buter contre le talon de la petite branche. De la main droite soutenir la tige un peu au-dessus du curseur, de façon à être à même de pousser ce dernier de 1 à 2 centimètres.

2e *temps.* — Effectuer un quart de tour sur soi-même, tout en maintenant et en amenant avec soi la main du sujet, auquel on recommande en même temps de ne pas bouger.

3e *temps.* — 1° Faire descendre d'un mouvement un peu sec le curseur dirigé par la main droite, exercer une légère pression, et lire la graduation avant d'abandonner la main du sujet.

2° Procéder de la même façon pour l'auriculaire.

L'approximation tolérée pour cette mensuration est d'un demi-millimètre en plus ou en moins.

### M. — Mensuration de la longueur du pied gauche (d'après Bertillon).

Il faut préalablement placer sur un tabouret le dessin de la plante d'un pied gauche, de façon à indiquer au sujet la place précise où il doit poser le sien.

*Position du sujet.* — Faire prendre au sujet la position indiquée par la figure 127. Pour y arriver facilement, procéder en suivant minutieusement les indications suivantes :

Disposer le tabouret à une distance d'un point d'appui quelconque calculée proportionnellement à la taille du sujet, puis commander : 1° mettez le pied gauche sur le dessin; 2° penchez le corps en avant et mettez la main droite sur cet appui; 3° montez sur le tabouret d'une seule jambe.

Cette position a pour but de forcer le poids du corps à reposer entièrement sur le pied gauche. En faisant appuyer la main droite sur un point d'appui, l'opérateur amène le sujet à pencher le corps en avant et à déplacer son centre de gravité dans le même sens. La conséquence de ce mouvement est d'obliger automatiquement les doigts de pied à s'étendre.

1er *temps.* — Après avoir vérifié la position normale du corps, du pied et, en particulier, du gros orteil, placer le compas à glissière très carrément, de façon que le derrière du talon du sujet soit exactement appliqué avec pression contre la branche fixe de l'instrument et que le côté interne du talon et de l'articulation du gros orteil touche à la tige.

2e *temps.* — Descendre la branche mobile, sans brusquerie, jusqu'au contact avec le gros orteil. Exercer une pression avec le pouce droit sur la première et la deuxième articulation de l'orteil, si l'on a lieu de craindre que la poussée trop violemment exercée par la branche mobile n'ait plié l'orteil.

3e *temps.* — Avant de lire, replacer et resserrer très légèrement l'instrument que le mouvement de flexion du genou a pu déranger et inscrire finalement le chiffre indiqué.

L'approximation tolérée est de 1 millimètre en plus ou en moins. Au besoin, il est nécessaire de couper l'ongle du gros orteil, s'il déborde.

## N. — Mensuration de la largeur du pied gauche (d'après Chervin).

Cette mesure se prend naturellement après celle de la longueur et avec le même compas à glissière.

1er *temps.* — La longueur du pied étant notée et sans que le sujet ait quitté la position qu'il avait prise pour cette mensuration, on déplace le compas à glissière et on le pose de façon que la branche fixe vienne s'appuyer au métatarse parallèlement au bord interne du pied.

Dans cette position, la branche fixe est à la place occupée

par la tige graduée dans la mensuration de la longueur du pied.

2e *temps.* — On pousse alors le curseur jusqu'à ce qu'il rencontre le bord externe du métatarse.

3e *temps.* — Comme il s'agit d'une mesure maxima, on imprime au compas une légère trépidation avant de lire la graduation.

La largeur et la longueur du pied sont toujours exprimées en millimètres.

## Considérations générales sur les autres mensurations.

Les mensurations précédentes sont les seules qui puissent être prises avec une extrême précision. Elles suffisent à faire connaître en général l'habitus d'un individu et sont d'ailleurs susceptibles d'être complétées au gré de l'opérateur.

On trouvera, dans le *Traité d'Hygiène* de Brouardel et Mosny[1], un travail du Dr Anthony où sont indiquées les principales mensurations d'après l'école de Broca. Mais il importe de savoir que le coefficient d'erreur dans toutes ces mensurations est *considérable*. Elles s'effectuent après avoir indiqué au préalable au moyen d'un crayon dermographique les points de repère anatomiques.

1. Fascicule III : *Anthropologie. Hygiène individuelle. Éducation physique* (Baillière, Paris).

Pour la mensuration de la tête, il nous semble très utile d'apprécier les dimensions d'un diamètre frontal :

### Mensuration du diamètre frontal (d'après Chaillou et Mac-Auliffe).

Marquer au crayon dermographique les apophyses orbitaires externes du frontal, très facile à repérer avec la pulpe des index, et mesurer le diamètre avec le compas de Bertillon. Une erreur de 1 millimètre en plus ou en moins ne constitue pas une faute.

### Mensuration de la longueur du cou (Mac-Auliffe).

Faire mettre le sujet face à la toise. S'assurer de sa bonne position verticale (le menton horizontal). Employer un long niveau d'eau en cuivre; placer celui-ci sur la fourchette sternale d'une part, sur la toise d'autre part; s'assurer au moyen de la bulle d'air de l'horizontalité du niveau d'eau et lire la mesure sur la toise. La longueur du cou se calcule de la fourchette sternale au tragus dont la mesure de la hauteur auriculo-bregmatique a déjà permis de connaître l'élévation au-dessus du sol. Contrairement aux dires de Testut et de Jacob (Anatomie topographique), l'observateur constatera entre des cous différents des variations considérables de longueur.

## MESURES DE CIRCONFÉRENCE

Comme les mesures de largeur de l'école de Broca, sur lesquelles nous n'insistons pas à dessein, les mesures de circonférence manquent de précision. Elles se prennent au ruban métrique ciré ou en acier. Chaillou a décrit en 1906

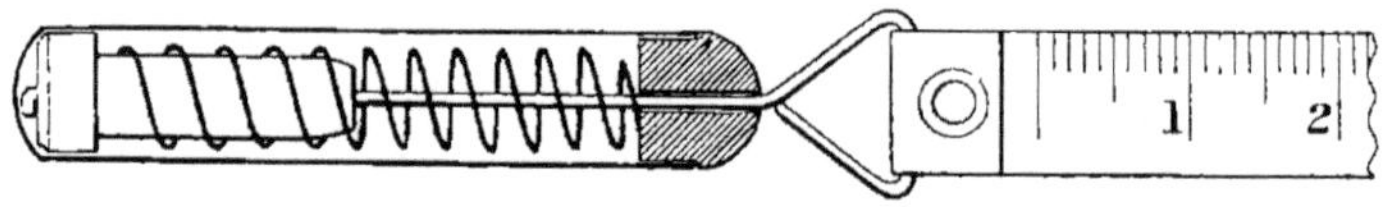


FIG. 129. — CENTIMÈTRE A RESSORT POUR LA MENSURATION DU PÉRIMÈTRE THORACIQUE.

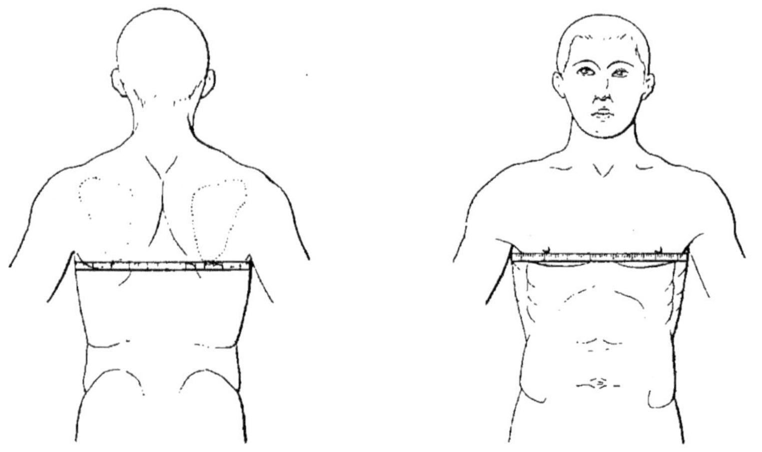

FIG. 130. — POINTS DE REPÈRE (ANGLES INFÉRIEURS DES OMOPLATES ET MAMELONS) POUR LA MENSURATION DU PÉRIMÈTRE THORACIQUE.

(*La Clinique*, 17 août) un centimètre à ressort qui doit toujours être utilisé pour la mensuration du périmètre thoracique (voir fig. 129 et 130).

II

## Utilisation des mensurations recueillies.

Les mensurations recueillies doivent être comparées à des moyennes. Pour les enfants, de la naissance à deux

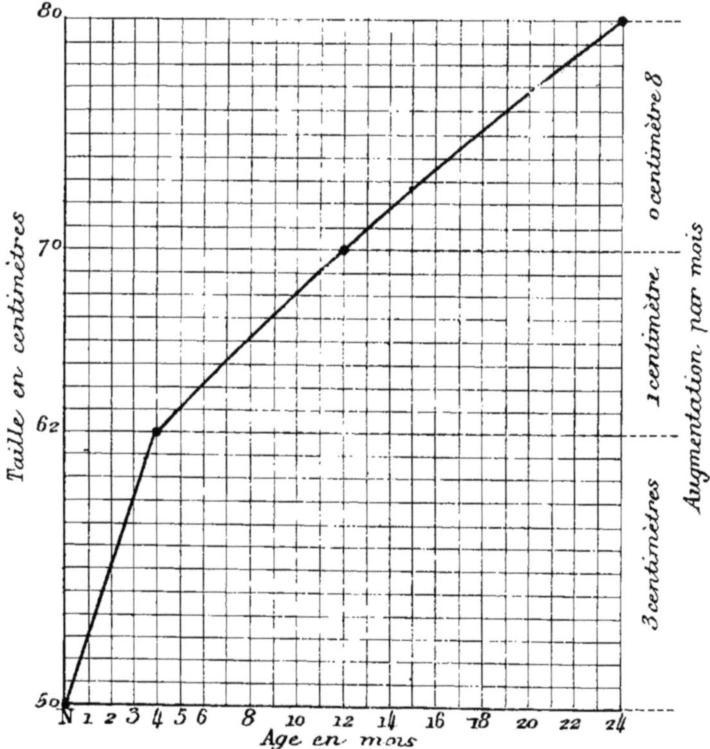


FIG. 131. — ACCROISSEMENT EN TAILLE DU NOURRISSON DE LA NAISSANCE A DEUX ANS. (NOBÉCOURT.)

ans, on peut utiliser à cet effet les graphiques publiés par Nobécourt dans *La Clinique* du 18 septembre 1908 (voir fig. 131 et 132).

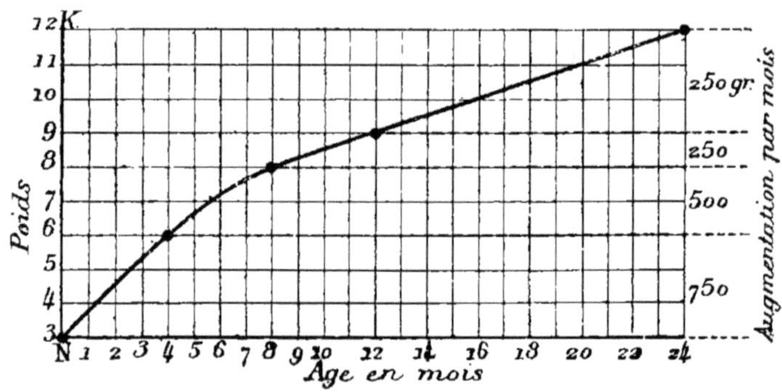


FIG. 132. — ACCROISSEMENT EN POIDS DU NOURRISSON DE LA NAISSANCE A DEUX ANS. (NOBÉCOURT.)

*Tout individu soumis aux mensurations doit être, en outre, pesé.*

Les mensurations de Landois (taille et poids) dans les deux sexes sont à peu près exactes, même dans le milieu français jusqu'à quinze ans.

Nous les publions ci-dessous :

| AGE EN ANNÉES | TAILLE EN CENTIMÈTRES | | POIDS DU CORPS EN KILOGRAMMES | |
|---|---|---|---|---|
| | HOMMES | FEMMES | HOMMES | FEMMES |
| Nouveau-né | 49,6 | 48,3 | 3,20 | 2,91 |
| 1 | 69,6 | 69,0 | 10,00 | 9,13 |
| 2 | 79,6 | 78,0 | 12,00 | 11,40 |
| 3 | 86,0 | 85,0 | 13,21 | 12,45 |
| 4 | 93,2 | 91,0 | 15,07 | 14,18 |
| 5 | 99,0 | 97,0 | 16,70 | 15,50 |
| 6 | 104,6 | 103,2 | 18,04 | 16,74 |
| 7 | 111,2 | 109,6 | 20,16 | 18,45 |
| 8 | 117,0 | 113,9 | 22,26 | 19,82 |
| 9 | 122,7 | 120,0 | 24,09 | 22,44 |
| 10 | 128,2 | 124,8 | 26,19 | 24,24 |
| 11 | 132,7 | 127,5 | 27,85 | 26,25 |
| 12 | 135,9 | 132,7 | 31,00 | 30,54 |
| 13 | 140,3 | 138,6 | 35,32 | 34,65 |
| 14 | 148,7 | 144,7 | 48,50 | 38,10 |
| 15 | 155,9 | 147,5 | 46,41 | 41,30 |

Voici, pour terminer, des tableaux beaucoup plus exacts, dus à Bertillon ou à nous-mêmes. Les sujets qui ont servi de base à leur établissement étaient tous français et non belges, ou américains, ou allemands, comme dans les statistiques, du reste peu sérieuses, publiées jusqu'ici dans les ouvrages ou journaux médicaux.

Dans le premier tableau, les chiffres gras indiquent les limites où chaque mensuration semble être arrivée au terme de sa croissance.

TABLEAU A (**Hommes**). — *Dimensions moyennes de chaque mensuration par âge.* (Bertillon) (1).

| AGES | NOMBRE DES CAS | TAILLE | ENVERGURE | BUSTE | COUDÉE | PIED | LONGUEUR DE TÊTE | LARGEUR DE TÊTE | MÉDIUS | AURICULAIRE | LONGUEUR D'OREILLE | LARGEUR D'OREILLE |
|---|---|---|---|---|---|---|---|---|---|---|---|---|
| | | mètres. | mètres. | mètres. | mètres. | mètres. | mètres. | mètres. | mètres. | mètres. | mètres. | mètres. |
| De α à 9 ans.... | 68 | 1,190 | 1,168 | 0,6661 | 0,3097 | 0,1939 | 0,1753 | 0,1446 | 0,0816 | 0,0623 | 0,0559 | 0,0349 |
| 10 ans ........ | 70 | 1,267 | 1,246 | 0,6960 | 0,3296 | 0,2040 | 0,1780 | 0,1466 | 0,0855 | 0,0650 | 0,0566 | 0,0354 |
| 11 ans.......... | 95 | 1,320 | 1,306 | 0,7173 | 0,3475 | 0,2146 | 0,1777 | 0,1460 | 0,0894 | 0,0683 | 0,0572 | 0,0352 |
| 12 ans.......... | 107 | 1,359 | 1,345 | 0,7332 | 0,3558 | 0,2204 | 0,1780 | 0,1464 | 0,0918 | 0,0699 | 0,0579 | 0,0353 |
| 13 ans.......... | 106 | 1,424 | 1,417 | 0,7639 | 0,3769 | 0,2312 | 0,1807 | 0,1482 | 0,0962 | 0,0735 | 0,0594 | 0,0358 |
| 14 ans.......... | 161 | 1,466 | 1,468 | 0,7764 | 0,3955 | 0,2396 | 0,1814 | 0,1480 | 0,0998 | 0,0770 | 0,0596 | 0,0354 |
| 15 ans.......... | 237 | 1,540 | 1,550 | 0,8092 | 0,4151 | 0,2491 | 0,1832 | 0,1496 | 0,1059 | 0,0816 | 0,0602 | 0,0355 |
| 16 ans.......... | 493 | 1,582 | 1,602 | 0,8350 | 0,4305 | 0,2530 | 0,1843 | 0,1507 | 0,1089 | 0,0839 | 0,0605 | 0,0355 |
| 17 ans.......... | 676 | 1,614 | 1,640 | 0,8525 | 0,4382 | 0,2562 | 0,1856 | 0,1519 | 0,1113 | 0,0861 | 0,0606 | 0,0357 |
| 18 ans.......... | 714 | 1,627 | 1,660 | 0,8651 | 0,4442 | 0,2568 | 0,1859 | 0,1523 | 0,1122 | 0,0871 | **0,0611** | **0,0358** |
| 19 ans.......... | 717 | 1,639 | 1,674 | 0,8699 | 0,4460 | **0,2572** | **0,1862** | 0,1526 | 0,1125 | 0,0873 | 0,0611 | 0,0358 |
| 20 ans. ........ | 614 | 1,640 | 1,670 | 0,8728 | 0,4453 | 0,2559 | 0,1861 | **0,1533** | 0,1122 | 0,0871 | 0,0613 | 0,0359 |
| 21 ans.......... | 475 | 1,646 | **1,681** | **0,8773** | **0,4480** | 0,2577 | 0,1863 | 0,1533 | **0,1128** | **0,0876** | 0,0615 | 0,0358 |
| 22 ans.......... | 274 | 1,641 | 1,673 | 0,8732 | 0,4455 | 0,2564 | 0,1868 | 0,1538 | 0,1124 | 0,0873 | 0,0615 | 0,0363 |
| 23 ans.......... | 291 | **1,647** | 1,683 | 0,8765 | 0,4475 | 0,2571 | 0,1868 | 0,1534 | 0,1130 | 0,0874 | 0,0616 | 0,0364 |
| 24 ans.......... | 254 | 1,644 | 1,682 | 0,8745 | 0,4462 | 0,2566 | 0,1872 | 0,1535 | 0,1128 | 0,0871 | 0,0619 | 0,0365 |
| 25 ans.......... | 284 | 1,646 | 1,679 | 0,8789 | 0,4477 | 0,2566 | 0,1859 | 0,1540 | 0,1128 | 0,0878 | 0,0617 | 0,0364 |
| 26 ans.......... | 305 | 1,648 | 1,682 | 0,8827 | 0,4493 | 0,2572 | 0,1869 | 0,1536 | 0,1128 | 0,0878 | 0,0621 | 0,0365 |
| 27 ans.......... | 280 | 1,643 | 1,681 | 0,8755 | 0,4473 | 0,2559 | 0,1868 | 0,1537 | 0,1126 | 0,0877 | 0,0623 | 0,0366 |
| 28 ans.......... | 251 | 1,653 | 1,689 | 0,8814 | 0,4498 | 0,2581 | 0,1866 | 0,1540 | 0,1139 | 0,0887 | 0,0621 | 0,0366 |
| 29 ans.......... | 214 | 1,645 | 1,682 | 0,8780 | 0,4493 | 0,2570 | 0,1868 | 0,1540 | 0,1136 | 0,0884 | 0,0624 | 0,0370 |
| De 30 à 34 ans.. | 712 | 1,644 | 1,680 | 0,8770 | 0,4478 | 0,2563 | 0,1871 | 0,1545 | 0,1131 | 0,0877 | 0,0625 | 0,0370 |
| De 35 à 39 ans.. | 506 | 1,637 | 1,673 | 0,8750 | 0,4474 | 0,2563 | 0,1872 | 0,1540 | 0,1131 | 0,0880 | 0,0630 | 0,0371 |
| De 40 à 44 ans.. | 257 | 1,637 | 1,675 | 0,8734 | 0,4466 | 0,2559 | 0,1870 | 0,1540 | 0,1132 | 0,0878 | 0,0639 | 0,0377 |
| De 45 à 49 ans.. | 160 | 1,623 | 1,661 | 0,8689 | 0,4441 | 0,2540 | 0,1874 | 0,1536 | 0,1129 | 0,0876 | 0,0642 | 0,0367 |
| De 50 à 54 ans.. | 77 | 1,623 | 1,670 | 0,8657 | 0,4487 | 0,2558 | 0,1874 | 0,1531 | 0,1143 | 0,0892 | 0,0658 | 0,0383 |
| De 55 à 59 ans.. | 72 | 1,618 | 1,666 | 0,8666 | 0,4463 | 0,2541 | 0,1887 | 0,1523 | 0,1139 | 0,0891 | 0,0660 | 0,0385 |
| De 60 à ω ans... | 60 | 1,613 | 1,655 | 0,8564 | 0,4448 | 0,2523 | 0,1890 | 0,1523 | 0,1136 | 0,0888 | 0,0676 | 0,0388 |

(1) Il est malheureusement impossible, dans l'état actuel de nos connaissances, de fournir, pour les fillettes et femmes, un tableau comparable à celui-ci.

TABLEAU B (**Hommes**).

*Dimensions moyennes de chaque mensuration par groupes de tailles de 5 en 5 centimètres.*

(Parisiens de 21 à 44 ans) (Bertillon.)

| TAILLES PAR GROUPES DE 5 EN 5 CENTIMÈTRES | NOMBRE DES OBSERVATIONS DE CHAQUE MENSURATION | ENVERGURE — MOYENNE | HAUTEUR DU BUSTE — MOYENNE | COUDÉE — MOYENNE | PIED — MOYENNE | LONGUEUR DE TÊTE — MOYENNE | LARGEUR DE TÊTE — MOYENNE | MÉDIUS — MOYENNE | AURICULAIRE — MOYENNE | LONGUEUR D'OREILLE — MOYENNE | LARGEUR D'OREILLE — MOYENNE | MEMBRES INFÉRIEURS — MOYENNE |
|---|---|---|---|---|---|---|---|---|---|---|---|---|
| | | mètres | mètres | mètres | mètres | mètres | mètres | mètres | mètres | mètres | mètres | mètres |
| 1m,43 à 1m,47....... | 21 | 1,504 | 0,808 | 0,4025 | 0,2345 | 0,1834 | 0,1516 | 0,1031 | 0,0802 | 0,0598 | 0,0368 | 0,647 |
| 1m,48 à 1m,52....... | 128 | 1,546 | 0,830 | 0,4135 | 0,2386 | 0,1828 | 0,1515 | 0,1057 | 0,0822 | 0,0607 | 0,0359 | 0,675 |
| 1m,53 à 1m,57....... | 522 | 1,597 | 0,846 | 0,4259 | 0,2447 | 0,1846 | 0,1524 | 0,1083 | 0,0840 | 0,0607 | 0,0361 | 0,709 |
| 1m,58 à 1m,62....... | 1.045 | 1,643 | 0,864 | 0,4383 | 0,2522 | 0,1860 | 0,1531 | 0,1111 | 0,0863 | 0,0616 | 0,0364 | 0,741 |
| 1m,63 à 1m,67....... | 1.177 | 1,689 | 0,880 | 0,4503 | 0,2576 | 0,1871 | 0,1541 | 0,1133 | 0,0880 | 0,0622 | 0,0367 | 0,775 |
| 1m,68 à 1m,72....... | 800 | 1,736 | 0,900 | 0,4629 | 0,2645 | 0,1880 | 0,1548 | 0,1163 | 0,0917 | 0,0633 | 0,0371 | 0,805 |
| 1m,73 à 1m,77....... | 313 | 1,783 | 0,915 | 0,4743 | 0,2715 | 0,1897 | 0,1559 | 0,1186 | 0,0920 | 0,0640 | 0,0374 | 0,840 |
| 1m,78 à 1m,82....... | 65 | 1,821 | 0,934 | 0,4833 | 0,2766 | 0,1914 | 0,1548 | 0,1216 | 0,0941 | 0,0646 | 0,0383 | 0,871 |
| 1m,83 à 1m,87....... | 6 | 1,852 | 0,945 | 0,4980 | 0,2865 | 0,1900 | 0,1558 | 0,1285 | 0,0995 | 0,0647 | 0,0385 | 0,910 |

Tableau C (Femmes).

*Mensurations moyennes de 255 femmes françaises de 21 à 50 ans, groupées par taille de 5 en 5 centimètres* (Mac-Auliffe)[1].

| Tailles de 5 en 5 centimètres | Nombre des observations | Tailles moyennes | Envergure | Buste | Coudée gauche | Pied gauche | Tête | | Médius gauche | Auriculaire gauche | Oreille droite | Diamètre | | Membres inférieurs (taille et buste) |
|---|---|---|---|---|---|---|---|---|---|---|---|---|---|---|
| | | | | | | | Longueur | Largeur | | | | Bizygomatique | Frontal | |
| | | mètres | mètres | mètres | mètres | mètres | mètres | mètres | mètres | mètres | mètres | mètres | mètres | mètres |
| 1m,38 à 1m,42..... | 3 | 1,405 | 1,396 | 0,576 | 0,375 | 0,213 | 0,174 | 0,144 | 0,097 | 0,076 | 0,059 | 0,128 | 0,103 | 0,648 |
| 1m,43 à 1m,47..... | 20 | 1,457 | 1,458 | 0,789 | 0,388 | 0,218 | 0,174 | 0,149 | 0,099 | 0,076 | 0,057 | 0,127 | 0,103 | 0,656 |
| 1m,48 à 1m,52..... | 45 | 1,506 | 1,520 | 0,820 | 0,401 | 0,229 | 0,176 | 0,147 | 0,103 | 0,078 | 0,059 | 0,130 | 0,105 | 0,726 |
| 1m,53 à 1m,57..... | 64 | 1,550 | 1,555 | 0,821 | 0,408 | 0,234 | 0,179 | 0,148 | 0,104 | 0,080 | 0,059 | 0,131 | 0,106 | 0,728 |
| 1m,58 à 1m,62..... | 76 | 1,597 | 1,597 | 0,849 | 0,421 | 0,235 | 0,180 | 0,149 | 0,106 | 0,082 | 0,060 | 0,133 | 0,108 | 0,748 |
| 1m,63 à 1m,67..... | 32 | 1,650 | 1,638 | 0,872 | 0,431 | 0,242 | 0,182 | 0,149 | 0,108 | 0,083 | 0,061 | 0,133 | 1,107 | 0,777 |
| 1m,68 à 1m,72..... | 12 | 1,688 | 1,667 | 0,889 | 0,440 | 0,248 | 0,182 | 0,151 | 0,109 | 0,084 | 0,060 | 0,132 | 0,107 | 0,798 |
| 1m,73 à 1m,77..... | 2 | 1,742 | 1,740 | 0,900 | 0,448 | 0,241 | 0,181 | 0,154 | 0,116 | 0,088 | 0,061 | 0,140 | 0,109 | 0,842 |
| 1m,78 à 1m,82..... | 1 | 1,785 | 1,745 | 0,885 | 0,477 | 0,260 | 0,179 | 0,152 | 0,114 | 0,087 | 0,059 | 0,138 | 0,112 | 0,900 |

1. Voir *Comptes rendus de l'Académie des Sciences*, 1911. Communication de A. Marie et L. Mac-Auliffe sur la taille et la morphologie générale de la femme française.

Suivant les habitudes anthropologiques (voir les travaux de Chaillou, Lebas, Mac-Auliffe, Marie, Thooris), les chiffres obtenus par les mensurations doivent être envisagés comme moyens, non seulement s'ils correspondent aux chiffres indiqués comme moyens dans les tableaux précédents, mais s'ils les dépassent ou leur sont inférieurs dans les proportions suivantes :

0m,02 pour la taille (la moyenne pour le Français étant 1m,65 et pour la Française 1m,57).

0m,02 pour l'envergure.

0m,01 pour le buste.

0m,005 pour la coudée.

0m,003 pour le pied gauche.

0m,002 pour la longueur de tête (diamètre antéro-postérieur maximum).

0m,0015 pour la largeur de tête (diamètre transverse maximum).

0m,0014 pour le médius.

0m,0011 pour l'auriculaire.

0m,0100 pour les membres inférieurs.

Nos mensurations ont été effectuées dans les milieux les plus variés (soldats du 104e d'infanterie, aliénés de Villejuif, personnes de la bourgeoisie, du milieu rural, ouvrier, etc.).

## MENSURATIONS CONCERNANT LE TYPE RESPIRATOIRE

A. — *Moyenne obtenue sur 100 Respiratoires hommes*[1].

Indice céphalique : 81,467.

Diamètre céphalique antéro-postérieur. . . . . . . . $0^m,1860$
(Moyenne pour la taille de $1^m,670$ : $0^m,1871$.)

Diamètre bipariétal. . . . . . . . . . . . . . . . . . . . . $0^m,1529$
(Moyenne pour la taille de $1^m,670$ : $0^m,1541$.)

Diamètre frontal minimum (sur 94 sujets). . . . . $0^m,1123$

Hauteur auriculo-bregmatique (sur 92 sujets). . $0^m,127$

Diamètre bizygomatique. . . . . . . . . . . . . . . . $0^m,1382$

Oreille droite (sur 99 sujets). . . . . . . . . . . . . $0^m,0638$
(Moyenne pour la taille de $1^m,670$ : $0^m,0622$.)

Buste (sur 99 sujets). . . . . . . . . . . . . . . . . . $0^m,880$
(Moyenne pour la taille de $1^m,670$ : $0^m,880$.)

Diamètre biacromial (sur 93 sujets). . . . . . . . . $0^m,379$

Périmètre thoracique (sur 87 sujets). . . . . . . . . $0^m,867$

Périmètre abdominal (sur 87 sujets). . . . . . . . . $0^m,779$

Taille. . . . . . . . . . . . . . . . . . . . . . . . . . . $1^m,670$
(Moyenne pour le Parisien : $1^m,6545$.)

Envergure (sur 98 sujets). . . . . . . . . . . . . . . $1^m,723$
(Moyenne pour la taille de $1^m,670$ : $1^m,689$.)

1. Lorsque la série de 100 n'est pas complète, nous l'indiquons. Nous avons été dans l'impossibilité de prendre toutes les mesures chez certains fous agités, par exemple.

Coudée gauche (sur 98 sujets). . . . . . . . . . . . . $0^m,447$
(Moyenne pour la taille de $1^m,670$ : $0^m,4503$.)

Médius gauche. . . . . . . . . . . . . . . . . . . . . . . . $0^m,1229$
(Moyenne pour la taille de $1^m,670$ : $0^m,1133$.)

Auriculaire gauche (sur 99 sujets). . . . . . . . . . . $0^m,088$
(Moyenne pour la taille de $1^m,670$ : $0^m,088$.)

Membres inférieurs (sur 99 sujets). . . . . . . . . . $0^m,781$
(Moyenne pour la taille de $1^m,670$ : $0^m,7745$.)

Pied gauche (sur 99 sujets). . . . . . . . . . . . . . . $0^m,2587$
(Moyenne pour la taille de $1^m,670$ : $0^m,2576$.)

Poids (sur 61 sujets) . . . . . . . . . . . . . . . . . 62 ks. 969

Spirométrie (sur 13 sujets). . . . . . . . . . . . . 3 lit. 992

B. — *Coefficient des dimensions sur* 100 *Respiratoires hommes.*

Indice céphalique :

Dolichocéphales (jusqu'à 75). . . . . . . . . . . . . . . . 3
Mésocéphales (de 75,1 à 79,9). . . . . . . . . . . . . . . 32
Brachycéphales (de 80 à 85) . . . . . . . . . . . . . . . 54
Hyperbrachycéphales (plus de 85). . . . . . . . . . . . 11

| | | |
|---|---|---|
| Longueur de tête. . . . . | petite. . . . . . . . | 29 |
| — | moyenne. . . . . . | 28 |
| — | *grande*. . . . . . . . | 43 |
| Largeur de tête. . . . . . . | *petite*. . . . . . . . . | 43 |
| — | moyenne. . . . . . | 34 |
| — | grande. . . . . . . . | 23 |

| | | |
|---|---|---|
| Oreille droite. . . . . . . . . | petite. . . . . . . . . | 36 |
| — | moyenne. . . . . . | 6 |
| — | *grande*. . . . . . . . | 57 |

(Une oreille n'a pu être mesurée.)

| | | |
|---|---|---|
| Buste . . . . . . . . . . . . . . | *petit*. . . . . . . . . | 40 |
| — | moyen. . . . . . . . | 39 |
| — | grand. . . . . . . . . | 20 |
| Envergure . . . . . . . . . . . | petite. . . . . . . . . | 13 |
| — | *moyenne*. . . . . . | 43 |
| — | *grande*. . . . . . . . | 43 |

(Une envergure et un buste n'ont pu être pris chez des fous.)

| | | |
|---|---|---|
| Coudée gauche . . . . . . . | petite. . . . . . . . . | 24 |
| — | *moyenne*. . . . . . | 37 |
| — | *grande*. . . . . . . . | 37 |

(Deux coudées n'ont pu être prises.)

| | | |
|---|---|---|
| Médius gauche . . . . . . . | petit. . . . . . . . . | 26 |
| — | moyen. . . . . . . . | 35 |
| — | *grand*. . . . . . . . | 39 |
| Auriculaire gauche. . . . . | petit. . . . . . . . . | 32 |
| — | moyen. . . . . . . . | 36 |
| — | *grand*. . . . . . . . | 40 |

(Deux auriculaires n'ont pu être mesurés.)

| | | |
|---|---|---|
| Membres inférieurs . . . . | petits. . . . . . . . | 24 |
| — | moyens. . . . . . . | 31 |
| — | *grands*. . . . . . . . | 44 |
| Pied gauche . . . . . . . . . . | petit. . . . . . . . . | 31 |
| — | moyen. . . . . . . . | 26 |
| — | *grand*. . . . . . . . | 42 |

(Un n'a pu être mesuré.)

| | | |
|---|---|---|
| Taille | petite | 26 |
| — | moyenne | 17 |
| — | *grande* | 57 |

C. — *Coefficient des dimensions sur* 65 *femmes du Type Respiratoire.*

| | | |
|---|---|---|
| Longueur de tête | petite | 23 |
| — | moyenne | 15 |
| — | *grande* | 27 |
| Largeur de tête | *petite* | 24 |
| — | moyenne | 18 |
| — | grande | 23 |
| Diamètre frontal | *petit* | 29 |
| — | moyen | 15 |
| — | grand | 21 |
| Diamètre bizygomatique | *petit* | 27 |
| — | moyen | 13 |
| — | grand | 25 |
| Oreille droite | *petite* | 29 |
| — | moyenne | 15 |
| — | grande | 21 |
| Buste | *petit* | 26 |
| — | moyen | 20 |
| — | grand | 19 |
| Envergure | petite | 19 |
| — | *moyenne* | 29 |
| — | grande | 17 |

| | | |
|---|---|---|
| Coudée gauche . . . . . . . | petite. . . . . . . . | 17 |
| — | *moyenne*. . . . . . . | 27 |
| — | grande. . . . . . . . | 21 |
| Médius gauche . . . . . . . | petit. . . . . . . . . | 20 |
| — | moyen. . . . . . . . | 18 |
| — | *grand*. . . . . . . . | 27 |
| Auriculaire gauche. . . . . | petit. . . . . . . . . | 21 |
| — | moyen. . . . . . . | 7 |
| — | *grand*. . . . . . . | 37 |
| Membres inférieurs . . . . | petits. . . . . . . . | 20 |
| — | moyens. . . . . . . | 16 |
| — | *grands*. . . . . . . | 29 |
| Pied gauche . . . . . . . . . | petit. . . . . . . . . | 19 |
| — | moyen. . . . . . . . | 18 |
| — | *grand*. . . . . . . | 28 |
| Taille . . . . . . . . . . . . . | petite. . . . . . . . | 23 |
| — | moyenne. . . . . . | 20 |
| — | grande. . . . . . . . | 22 |

## MENSURATIONS CONCERNANT LE TYPE DIGESTIF

### A. — *Moyenne obtenue sur* 100 *Digestifs.*

| | |
|---|---|
| Longueur de tête (sur 100). . . . . . | 0 m. 1577 |
| Largeur de tête (sur 100). . . . . . . | 0 m. 1546 |
| Diamètre bi-frontal (sur 99). . . . . | 0 m. 113 |
| Diamètre bizygomatique (sur 100). . | 0 m. 1397 |
| Oreille droite (sur 100). . . . . . . . | 0 m. 0635 |
| Buste (sur 100). . . . . . . . . . . . . | 0 m. 869 |

| | |
|---|---|
| Périmètre thoracique (sur 85). . . . . | 0 m. 892 |
| Périmètre abdominal (sur 85). . . . . | 0 m. 794 |
| Envergure (sur 100). . . . . . . . . . | 1 m. 721 |
| Coudée gauche (sur 99). . . . . . . . | 0 m. 454 |
| Médius gauche (sur 100). . . . . . . . | 0 m. 1126 |
| Auriculaire gauche (sur 100). . . . . | 0 m. 089 |
| Pied gauche (sur 100). . . . . . . . . | 0 m. 2606 |
| Membres inférieurs (sur 100). . . . . | 0 m. 7822 |
| Taille (sur 100). . . . . . . . . . . . . | 1 m. 6502 |
| Poids (sur 42). . . . . . . . . . . . . . | 70 kg. 85 |

B. — *Coefficient des dimensions sur* 100 *Digestifs.*

Indice céphalique :

| | |
|---|---|
| Dolichocéphales (jusqu'à 75). . . . . . . . . . . . . . . | 2 |
| Mésocéphales (de 75,1 à 79,9). . . . . . . . . . . . . . | 20 |
| Brachycéphales (de 80 à 85). . . . . . . . . . . . . . . | 50 |
| Hyperbrachycéphales (plus de 85). . . . . . . . . . . | 28 |

| | | |
|---|---|---|
| Longueur de tête. . . . . | petite. . . . . . . . | 35 |
| — | moyenne. . . . . | 21 |
| — | *grande*. . . . . . . . | 44 |
| Largeur de tête. . . . . . | petite. . . . . . . . . | 33 |
| — | moyenne. . . . . . | 27 |
| — | *grande*. . . . . . . . | 40 |
| Oreille droite. . . . . . . . | petite. . . . . . . . | 28 |
| — | moyenne. . . . . . | 15 |
| — | *grande*. . . . . . . . | 57 |
| Buste . . . . . . . . . . . . . | *petit*. . . . . . . . . | 48 |
| — | moyen. . . . . . . . | 29 |
| — | grand. . . . . . . . | 23 |

| | | |
|---|---|---|
| Envergure | petite | 14 |
| — | moyenne | 24 |
| — | *grande* | 62 |
| Coudée gauche | petite | 22 |
| — | moyenne | 26 |
| — | *grande* | 52 |
| Médius gauche | petit | 27 |
| — | moyen | 33 |
| — | *grand* | 40 |
| Auriculaire gauche | petit | 31 |
| — | moyen | 29 |
| — | *grand* | 40 |
| Membres inférieurs | petits | 24 |
| — | *moyens* | 38 |
| — | *grands* | 38 |
| Pied gauche | petit | 24 |
| — | moyen | 34 |
| — | *grand* | 42 |
| Taille | *petite* | 44 |
| — | moyenne | 17 |
| — | grande | 39 |

C. — *Coefficient des dimensions sur* 51 *femmes appartenant au Type Digestif.*

| | | |
|---|---|---|
| Longueur de tête | petite | 13 |
| — | moyenne | 18 |
| — | *grande* | 20 |

| | | |
|---|---|---|
| Largeur de tête. . . . . . . | *petite*. . . . . . . . . | 24 |
| — | moyenne. . . . . . | 12 |
| — | grande. . . . . . . . | 15 |
| Diamètre frontal. . . . . . | petit. . . . . . . . . . | 13 |
| — | *moyen*. . . . . . . . | 20 |
| — | grand. . . . . . . . | 18 |
| Diamètre bizygomatique. | petit. . . . . . . . . . | 14 |
| — | moyen. . . . . . . . | 10 |
| — | *grand*. . . . . . . . | 27 |
| Oreille droite. . . . . . . . . | petite. . . . . . . . | 13 |
| — | moyenne. . . . . . | 5 |
| — | *grande*. . . . . . . . | 33 |
| Buste . . . . . . . . . . . . . . | *petit*. . . . . . . . . . | 19 |
| — | *moyen*. . . . . . . . | 19 |
| — | grand. . . . . . . . | 13 |
| Envergure . . . . . . . . . . . | *petite*. . . . . . . . | 20 |
| — | *moyenne*. . . . . . . | 20 |
| — | grande. . . . . . . . | 11 |
| Coudée gauche . . . . . . . | petite. . . . . . . . | 15 |
| — | *moyenne*. . . . . . | 18 |
| — | *grande*. . . . . . . . | 18 |
| Médius gauche . . . . . . . | petit. . . . . . . . . . | 15 |
| — | moyen. . . . . . . . . | 16 |
| — | *grand*. . . . . . . . | 20 |
| Auriculaire gauche. . . . . | petit. . . . . . . . . . | 14 |
| — | *moyen*. . . . . . . . | 19 |
| — | *grand*. . . . . . . . | 18 |

| | | |
|---|---|---|
| Membres inférieurs .... | petits........ | 12 |
| — | moyens...... | 14 |
| — | *grands*........ | 15 |
| Pied gauche.......... | petit......... | 18 |
| — | moyen........ | 12 |
| — | *grand*........ | 21 |
| Taille............... | petite........ | 15 |
| — | moyenne...... | 16 |
| — | *grande*....... | 20 |

## MENSURATIONS CONCERNANT LE TYPE MUSCULAIRE

A. — *Moyenne obtenue sur* 100 *hommes Musculaires.*

| | |
|---|---|
| Indice céphalique (Brachycéphales)........ | 82,98 |
| Longueur de tête.................... | $0^m$,1865 |
| Largeur de tête..................... | $0^m$,1545 |
| Hauteur auriculo-bregmatique (sur 92 sujets). | $0^m$,126 |
| Diamètre frontal (sur 98 sujets)......... | $0^m$,113 |
| Diamètre bizygomatique................ | $0^m$,1388 |
| Oreille droite...................... | $0^m$,0633 |
| Buste.......................... | $0^m$,8649 |
| Diamètre biacromial.................. | $0^m$,3798 |
| Envergure....................... | $1^m$,7108 |
| Coudée gauche..................... | $0^m$,4527 |
| Médius gauche..................... | $0^m$,1148 |
| Auriculaire gauche.................. | $0^m$,0897 |
| Membres inférieurs.................. | $0^m$,7725 |
| Pied gauche...................... | $0^m$,2579 |
| Taille.......................... | $1^m$,644 |
| Poids (sur 81 sujets)................. | 62k,339 |

B. — *Coefficient des dimensions sur* 100 *hommes Musculaires.*

Indice céphalique :

| | |
|---|---|
| Dolichocéphales (au-dessous et jusqu'à 75) | 2 |
| Mésocéphales (de 75 à 79,9) | 21 |
| Brachycéphales (de 80 à 85) | 52 |
| Hyperbrachycéphales (plus de 85) | 25 |

En résumé 77 p. 100 de crânes brachycéphales.

| | | |
|---|---|---|
| Longueur de tête | *petite* | 40 |
| — | moyenne | 29 |
| — | grande | 31 |
| Largeur de tête | petite | 31 |
| — | moyenne | 24 |
| — | *grande* | 45 |
| Buste | *petit* | 53 |
| — | moyen | 31 |
| — | grand | 16 |
| Envergure | petite | 13 |
| — | moyenne | 24 |
| — | *grande* | 63 |
| Coudée gauche | petite | 21 |
| — | moyenne | 28 |
| — | *grande* | 51 |
| Médius gauche | petit | 24 |
| — | moyen | 26 |
| — | *grand* | 50 |

| | | |
|---|---|---|
| Auriculaire gauche | petit | 16 |
| — | moyen | 33 |
| — | *grand* | 51 |
| Membres inférieurs | petits | 18 |
| — | moyens | 31 |
| — | *grands* | 51 |
| Pied gauche | petit | 33 |
| — | moyen | 28 |
| — | *grand* | 39 |
| Taille | *petite* | 44 |
| — | moyenne | 26 |
| — | grande | 30 |

C. — *Coefficient des dimensions sur* 100 *femmes Musculaires.*

| | | |
|---|---|---|
| Longueur de tête | petite | 36 |
| — | moyenne | 28 |
| — | grande | 36 |
| Largeur de tête | petite | 32 |
| — | moyenne | 31 |
| — | *grande* | 37 |
| Diamètre frontal | petit | 32 |
| — | *moyen* | 38 |
| — | grand | 30 |
| Diamètre bizygomatique | petit | 32 |
| — | moyen | 25 |
| | *grand* | 43 |

| | | |
|---|---|---|
| Oreille. . . . . . . . . . . . . . | petite. . . . . . . . . | 38 |
| — | moyenne. . . . . . | 16 |
| — | *grande*. . . . . . . . | 46 |
| Buste . . . . . . . . . . . . . | petit. . . . . . . . . | 32 |
| — | *moyen*. . . . . . . . | 41 |
| — | grand. . . . . . . . | 27 |
| Envergure . . . . . . . . . . | petite. . . . . . . . | 30 |
| — | *moyenne*. . . . . . . | 36 |
| — | grande. . . . . . . . | 34 |
| Coudée gauche . . . . . . | petite. . . . . . . . . | 29 |
| — | moyenne. . . . . . | 33 |
| — | *grande* . . . . . . . | 38 |
| Médius gauche . . . . . . . | petit. . . . . . . . . | 27 |
| — | moyen. . . . . . . . | 31 |
| — | *grand*. . . . . . . . | 42 |
| Auriculaire gauche. . . . . | petit. . . . . . . . . | 26 |
| — | moyen. . . . . . . . | 32 |
| — | *grand*. . . . . . . . | 42 |
| Membres inférieurs . . . . | petits. . . . . . . . | 27 |
| — | *moyens*. . . . . . . | 48 |
| — | grands. . . . . . . . | 25 |
| Pied . . . . . . . . . . . . . . . | petit. . . . . . . . . | 29 |
| — | moyen. . . . . . . . | 32 |
| — | *grand*. . . . . . . . | 39 |
| Taille . . . . . . . . . . . . . . | *petite*. . . . . . . . | 37 |
| — | moyenne. . . . . . | 35 |
| — | grande. . . . . . . . | 28 |

## D. — *Mensurations comparées de Musculaire long et de Musculaire court.*

### I

| M. B..., GYMNASTE SUÉDOIS, 30 ANS (*Musculaire long*). | | MOYENNES POUR LA TAILLE de 1m,68 à 1m,71 | M. L... DE L..., ATHLÈTE FRANÇAIS 37 ANS (*Musculaire court*). |
|---|---|---|---|
| Longueur de tête....... | 0m,193 | 0m,188 | 0m,193 |
| Largeur de tête........ | 0m,156 | 0m,154 | 0m,158 |
| Diamètre bizygomatique. | 0m,140 | » | 0m,143 |
| Oreille droite.......... | 0m,063 | 0m,0633 | 0m,065 |
| Buste................ | 0m,945 | 0m,900 | 0m,888 |
| Envergure............ | 1m,690 | 1m,736 | 1m,760 |
| Coudée gauche......... | 0m,446 | 0m,4629 | 0m,475 |
| Médius gauche.......... | 0m,116 | 0m,1163 | 0m,116 |
| Auriculaire gauche...... | 0m,089 | 0m,0917 | 0m,090 |
| Membres inférieurs..... | 0m,765 | 0m,805 | 0m,797 |
| Pied gauche.......... | 0m,262 | 1m,2645 | 0m,264 |
| Taille............... | 1m,710 | » | 1m,685 |

### II

| F...R, CULTIVATEUR, 34 ANS Originaire de Seine-et-Oise. (*Musculaire long*). | | MOYENNES POUR LA TAILLE de 1m,62 | H... D, CULTIVATEUR 22 ANS Originaire de l'Orne (*Musculaire court*). |
|---|---|---|---|
| Longueur de tête....... | 0m,195 | 0m,186 | 0m,185 |
| Largeur de tête........ | 0m,155 | 0m,1531 | 0m,157 |
| Diamètre frontal....... | 0m,107 | » | 0m,110 |
| Diamètre bizygomatique. | 0m,127 | » | 0m,141 |
| Oreille droite.......... | 0m,060 | 0m,0616 | 0m,0610 |
| Buste................ | 0m,854 | 0m,864 | 0m,870 |
| Envergure............ | 1m,64 | 1m,643 | 1m,685 |
| Coudée gauche......... | 0m,426 | 1m,4383 | 0m,442 |
| Médius gauche......... | 0m,107 | 0m,111 | 0m,115 |
| Auriculaire gauche..... | 0m,086 | 0m,0865 | 0m,092 |
| Membres inférieurs..... | 0m,766 | 0m,741 | 0m,755 |
| Pied gauche.......... | 0m,252 | 0m,2522 | 0m,253 |
| Taille............... | 1m,62 | Moyenne 1m,655 environ pour le Français. | 1m,62 |
| Poids................ | 53 ks. | » | 63k,500 |

## MENSURATIONS CONCERNANT LE TYPE CÉRÉBRAL

A. — *Moyenne obtenue sur* 35 *Cérébraux.*

Indice céphalique : 83,65.

| | |
|---|---|
| Longueur de tête | 0m,1864 |
| Largeur de tête | 0m,1557 |
| Diamètre frontal | 0m,115 |
| Diamètre bizygomatique | 0m,1368 |
| Hauteur auriculo-bregmatique | 0m,127 |
| Oreille droite | 0m,0629 |
| Buste | 0m,857 |
| Diamètre biacromial | 0m,362 |
| Périmètre thoracique | 0m,826 |
| Périmètre abdominal | 0m,772 |
| Envergure | 1m,660 |
| Coudée gauche | 0m,439 |
| Médius gauche | 0m,111 |
| Auriculaire gauche | 0m,086 |
| Membres inférieurs | 0m,770 |
| Pied gauche | 0m,247 |
| Taille | 1m,626 |
| Poids | 59k,666 |

B. — *Coefficient des dimensions sur* 35 *Cérébraux*

Indice céphalique :

| | |
|---|---|
| Dolichocéphales (jusqu'à 75) | 2 |
| Mésocéphales (de 75,1 à 79,9) | 5 |
| Brachycéphales (de 80 à 85) | 12 |
| *Hyperbrachycéphales* (plus de 85) | 16 |

| | | |
|---|---|---|
| Longueur de tête...... | petite......... | 12 |
| — | moyenne...... | 12 |
| — | *grande*....... | 13 |
| Largeur de tête....... | petite......... | 7 |
| — | moyenne...... | 8 |
| — | *grande*....... | 20 |
| Oreille droite......... | petite......... | 15 |
| — | moyenne...... | 4 |
| — | *grande*........ | 16 |
| Buste.............. | *petit*......... | 18 |
| — | moyen........ | 8 |
| — | grand........ | 8 |

(Un buste n'a pu être pris.)

| | | |
|---|---|---|
| Envergure........... | *petite*......... | 13 |
| — | moyenne...... | 11 |
| — | grande....... | 10 |

(Une envergure n'a pu être prise.)

| | | |
|---|---|---|
| Coudée gauche....... | *petite*......... | 15 |
| — | moyenne....... | 11 |
| — | grande........ | 9 |
| Médius gauche....... | *petit*......... | 16 |
| — | moyen........ | 8 |
| — | grand........ | 6 |
| Auriculaire gauche..... | *petit*......... | 18 |
| — | moyen........ | 5 |
| — | grand........ | 12 |
| Membres inférieurs.... | petits........ | 8 |
| — | *moyens*....... | 10 |
| — | *grands*....... | 16 |

| | | |
|---|---|---|
| Pied gauche | *petit* | 21 |
| — | moyen | 8 |
| — | grand | 6 |
| Taille | *petite* | 20 |
| — | moyenne | 6 |
| — | grande | 9 |

C. — *Coefficient des dimensions sur* 20 *Cérébrales.*

| | | |
|---|---|---|
| Longueur de tête | petite | 2 |
| — | moyenne | 10 |
| — | grande | 8 |
| Largeur de tête | petite | 2 |
| — | moyenne | 4 |
| — | *grande* | 14 |
| Diamètre frontal | petit | 4 |
| — | *moyen* | 8 |
| — | *grand* | 8 |
| Diamètre bizygomatique | petit | 6 |
| — | moyen | 4 |
| — | *grand* | 10 |
| Oreille droite | petite | 6 |
| — | *moyenne* | 8 |
| — | grande | 6 |
| Buste | petit | 5 |
| — | *moyen* | 8 |
| — | grand | 7 |
| Envergure | *petite* | 8 |
| — | moyenne | 6 |
| — | grande | 6 |

| | | |
|---|---|---|
| Coudée gauche . . . . . . . | *petite*. . . . . . . . . | 9 |
| — | *moyenne*. . . . . . . | 9 |
| — | grande. . . . . . . . | 2 |
| Médius gauche . . . . . . . | *petit*. . . . . . . . . | 12 |
| — | moyen. . . . . . . . | 6 |
| — | grand. . . . . . . . | 2 |
| Auriculaire gauche. . . . . | petit. . . . . . . . . | 6 |
| — | *moyen*. . . . . . . . | 12 |
| — | grand. . . . . . . . | 2 |
| Membres inférieurs . . . . | *petits*. . . . . . . . . | 11 |
| — | moyens. . . . . . . . | 5 |
| — | grands. . . . . . . . | 4 |
| Pied gauche . . . . . . . . . | *petit*. . . . . . . . . | 13 |
| — | moyen. . . . . . . . | 5 |
| — | grand. . . . . . . . | 9 |
| Taille . . . . . . . . . . . . . | *petite*. . . . . . . . . | 12 |
| — | moyenne. . . . . . | 4 |
| — | grande. . . . . . . . | 4 |

## Observations concernant les photographies stéréométriques à 1/7.

(*Note rédigée par M. A. Bertillon.*)

Pour déterminer le coefficient de reconstitution applicable à une des mesures prises sur l'une des vues, il faut d'abord apprécier la distance de l'élément à mesurer au plan vertical de comparaison VV'. Cette distance est donnée par le réticule de la vue complémentaire qui touche l'élément à mesurer.

Chaque réticule (en comptant à partir de VV') fait varier le coefficient normal 7 de 0,1. Cette correction dite simple, est *additive*, si l'élément à mesurer se trouve en *arrière* du plan de comparaison VV'; elle est au contraire *soustractive* si l'élément à mesurer se trouve *en avant* de ce plan. Notons que la ligne de contour du profil (ligne médiane du corps) se trouve exactement à la réduction de 7. Quant aux contours vus de face, ils sont généralement placés un peu en arrière du plan du 1/7, et leur coefficient variera suivant la partie du corps envisagé et suivant la corpulence du sujet.

L'erreur maxima attribuable à l'emploi de cette méthode (dite de correction simple) ne dépasse pas dans l'étendue de chaque photographie 1 millimètre pour une longueur mesurée de 0 m. 50, soit 1/500e. La même opération, sans correction aucune, c'est-à-dire par l'emploi du coefficient uniforme 7, produirait pour la largeur des épaules, par exemple, une erreur qui dépasserait 1/50; pour l'avant-bras l'erreur atteindrait 1/13, soit près de 4 centimètres sur 50 centimètres.

# TABLE DES FIGURES, GRAVURES ET DESSINS

# TABLE DES MATIÈRES

B — 8210. — Libr.-Impr. réunies, 7, rue Saint-Benoît, Paris.

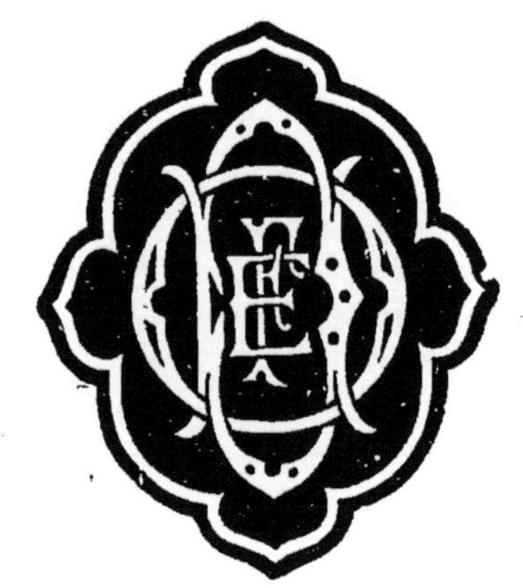

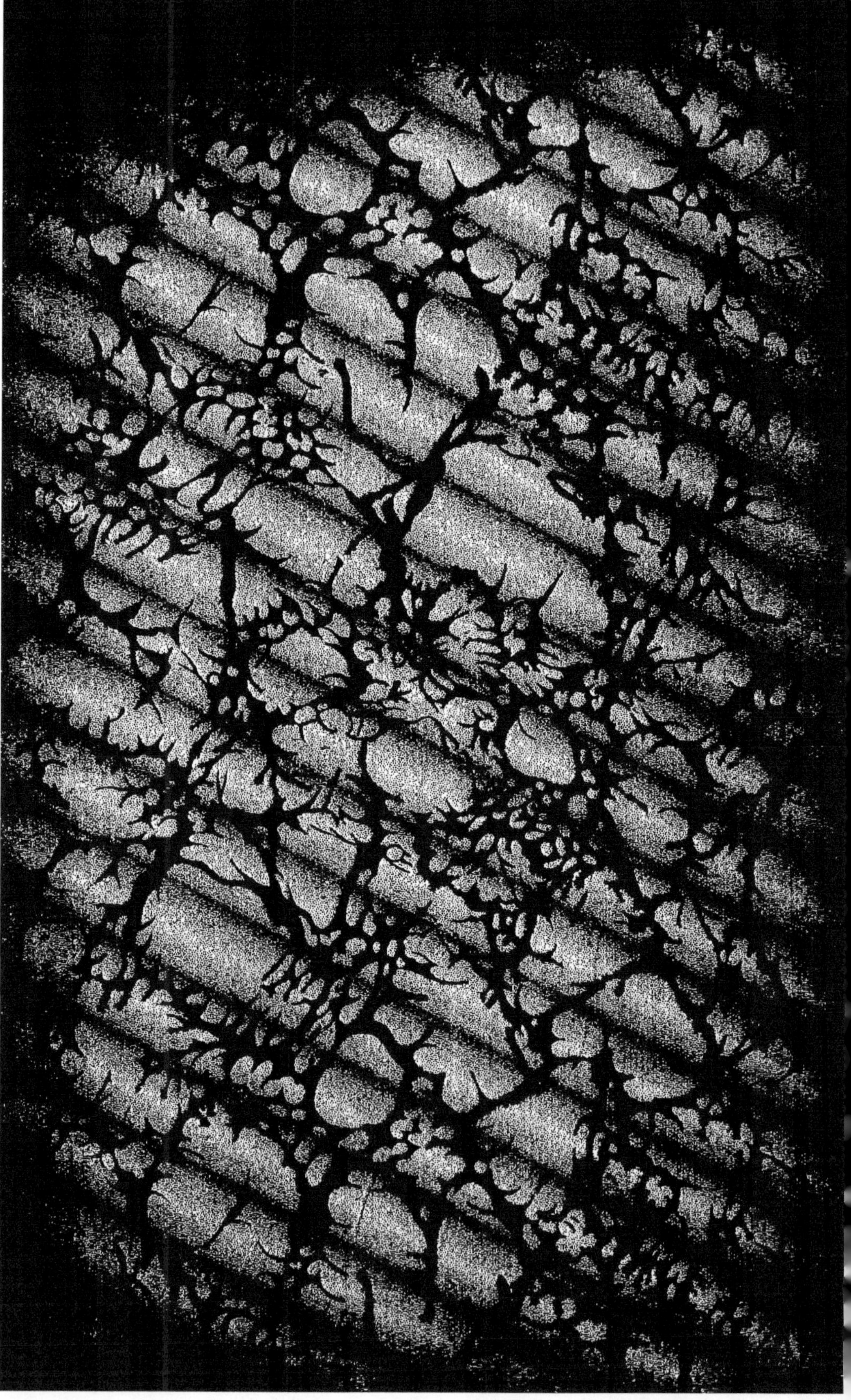

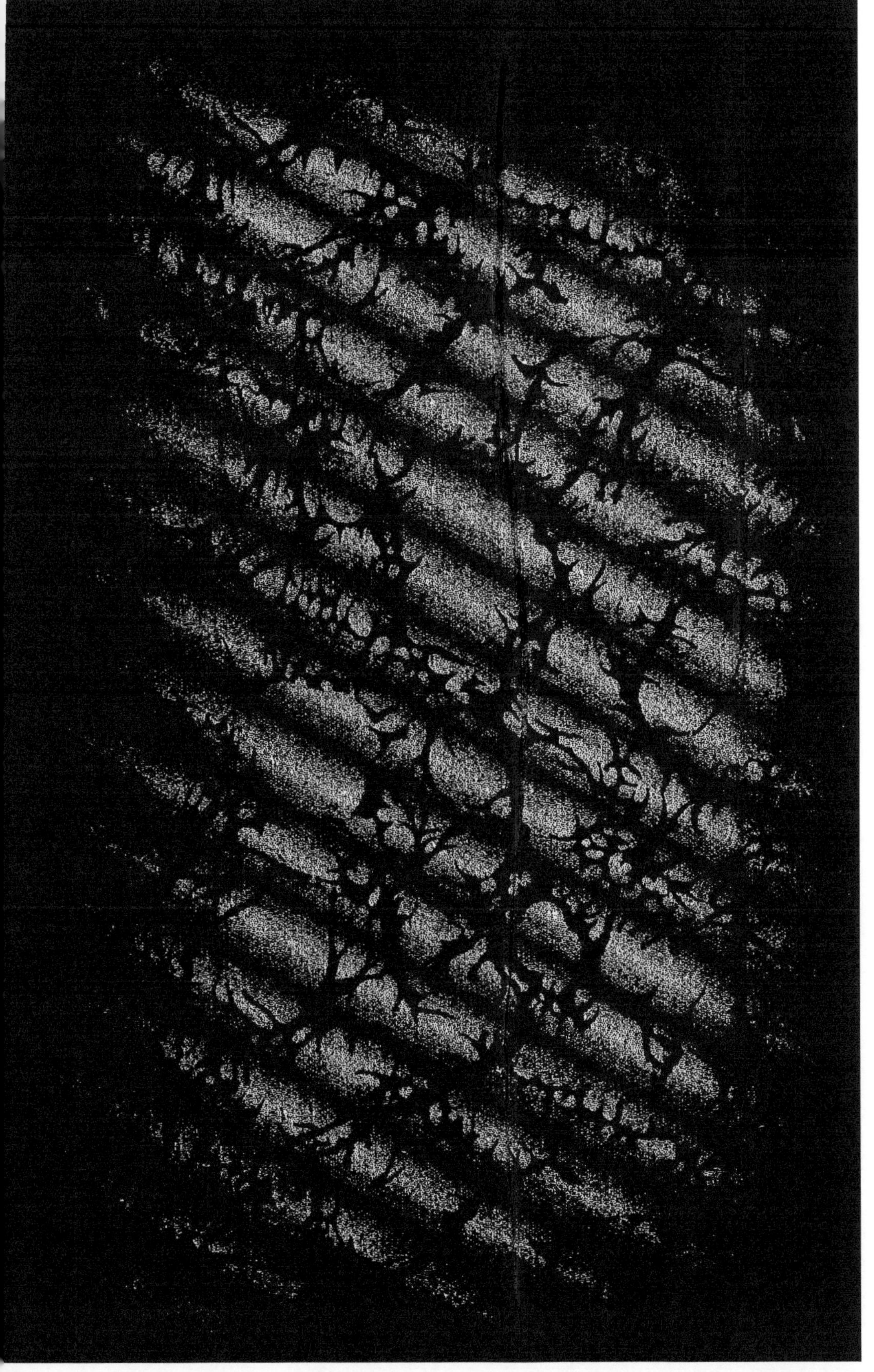

www.ingramcontent.com/pod-product-compliance
Ingram Content Group UK Ltd.
Pitfield, Milton Keynes, MK11 3LW, UK
UKHW020207250726
13967UKWH00003B/1324